Rose Temu

Prestação de serviços de saúde a pessoas idosas em Dar es Salaam, Tanzânia

Rose Temu

Prestação de serviços de saúde a pessoas idosas em Dar es Salaam, Tanzânia

Avaliar a prestação de serviços de saúde entre os idosos

ScienciaScripts

Imprint

Cover image: www.ingimage.com

This book is a translation from the original published under ISBN 978-3-330-33355-0.

Publisher:
Sciencia Scripts
is a trademark of
Dodo Books Indian Ocean Ltd. and OmniScriptum S.R.L publishing group

120 High Road, East Finchley, London, N2 9ED, United Kingdom
Str. Armeneasca 28/1, office 1, Chisinau MD-2012, Republic of Moldova, Europe
Managing Directors: Ieva Konstantinova, Victoria Ursu
info@omniscriptum.com

Printed at: see last page
ISBN: 978-620-8-59331-5

Direitos de autor

Agradecimentos

Agradeço a Deus Todo-Poderoso pela sua proteção ao longo dos meus estudos. Um agradecimento especial ao meu orientador de tese, **Dr. Richard K. A. Towett**, do Departamento de Medicina Comunitária, por me ter guiado, orientado e fornecido críticas construtivas durante a redação desta tese de mestrado. Gostaria de agradecer aos meus colegas de turma e à equipa de gestão da IMTU. Gostaria também de agradecer aos entrevistados na clínica de Tandale e aos líderes da comunidade por terem cedido generosamente o seu tempo e energia para me fornecerem as informações de que necessitava.

Gostaria de agradecer especialmente ao meu marido Archard Shirima, ao meu querido filho Ereneus e à minha linda filha Leónia pela paciência, pelo encorajamento e pelo apoio moral e material que me deram ao longo da minha jornada rumo ao Mestrado em Saúde Pública (MPH). Rezo fervorosamente para que Deus Todo-Poderoso os recompense. Estou grato ao pessoal administrativo da comunidade de Kinondoni, especialmente ao departamento de investigação, pelo seu apoio construtivo.

Gostaria também de agradecer ao pessoal da farmácia de Tandale, em particular ao Dr. Rajabu Waziri, o diretor da unidade de saúde, pela sua amabilidade, bem como aos chefes de departamento de Tandale pela sua contribuição durante o estudo. Seria negligente se não reconhecesse a contribuição do meu assistente de investigação, o Sr. Hamis Mtengeti, pelo seu trabalho incansável durante a recolha de dados.

Dedicação

Em primeiro lugar, este trabalho é dedicado a Deus Todo-Poderoso, que me tem dedicado cuidados, amor e conselhos ao longo da minha vida.

Em segundo lugar, dedico esta tese ao meu pai, o Sr. Sisti Nakara Temu, e à minha falecida mãe, Pudensiana Kessy, que fizeram esforços especiais para lançar as bases da minha educação, e ao meu irmão, o Sr. August Temu, ao meu tio Nelson Tarimo e ao Dr. Geoffrey Marandu, que me apoiaram e encorajaram a seguir uma vida académica como prioridade máxima.

Finalmente, este trabalho é dedicado a todas as pessoas idosas do mundo, em particular na Tanzânia, que têm uma necessidade especial de prestação de serviços de saúde, avaliando os conhecimentos, atitudes e práticas de prestação de serviços de saúde entre elas.

Resumo

Contexto: os cuidados de saúde para os idosos são muito importantes, uma vez que estes têm doenças específicas que requerem cuidados e tratamentos médicos específicos.

Objetivo: estudar o conhecimento, a acessibilidade e a utilização, por parte dos inquiridos, dos serviços de saúde para os idosos no dispensário de Tandale, município de Kinondoni, Dar es Salaam.

Método: Foram selecionados para este estudo um total de 200 inquiridos, dos quais 154 eram pessoas com mais de 60 anos tratadas na farmácia de Tandale; 30 eram prestadores de cuidados de saúde na farmácia e 16 eram líderes comunitários. Os dados foram recolhidos através de questionários estruturados e não estruturados, discussões em grupos de discussão (FGDs) e observações.

Resultados: Em termos demográficos, 38% dos idosos inquiridos não possuíam uma licenciatura e a esmagadora maioria (84%) não estava empregada pelo governo. A maioria dos idosos inquiridos, 96%, não estava inscrita no sistema de pensões e 48% dos idosos viviam com dependentes com idades compreendidas entre os 5 e os 17 anos. A maioria, 88% dos idosos inquiridos, não tinha seguro de saúde.

Em termos de conhecimentos, 67% dos idosos inquiridos parecem não saber nada sobre a política nacional em matéria de envelhecimento, enquanto 93% dos prestadores de cuidados de saúde afirmaram não ter recebido qualquer formação sobre a forma de cuidar dos idosos.

No que diz respeito à utilização dos serviços de saúde para os idosos, 85% dos inquiridos afirmaram que não receberam serviços médicos gratuitos e 62% afirmaram que foram para casa sem medicação. A esmagadora maioria dos prestadores de cuidados de saúde, 87%, referiu que não existia um serviço ou um guichet específico para os idosos e 83% referiu que o plano de trabalho do estabelecimento de saúde não incluía um orçamento para os idosos.

Conclusão: os resultados deste estudo permitem concluir que a falta de cuidados de saúde para os idosos se deve a uma série de factores, tais como a falta de recursos financeiros, conhecimentos limitados e infra-estruturas deficientes. Para remediar os problemas acima referidos, o governo deve desempenhar um papel importante na melhoria dos cuidados de saúde prestados aos idosos, a fim de promover o seu bem-estar e o desenvolvimento da comunidade no seu conjunto.

Recomendações: Com base neste estudo, recomenda-se que seja fornecida mais e melhor informação aos idosos sobre a prestação de serviços de saúde aos idosos e que seja estabelecida uma cooperação total entre os funcionários distritais e a comunidade.

Resumo do conteúdo

LISTA DE ABREVIATURAS

AIDS	Acquired Immunodeficiency Syndrome
ART	Ant Retro Treatments
CDO	Community Development officer
FGD	Focus Group Discussion
HIV	Human Immunodeficiency Virus
IMTU	International Medical and Technological University
LHRC	Legal and Human Right Center
MIPAA	Madrid International Plan of Action on Ageing
MDG	Millennium development Goal
MKUKUTA	National Strategy for Growth and Reduction of Poverty (English)
MOHSW	Ministry of Health and Social Welfare
NHIF	National Health Insurance Fund
UN	United Nations
URT	United Republic of Tanzania
PHC	Primary Health Care
SPSS	Statistical Package for Social Sciences
TDHS	Tanzania demographic and health survey
TBS	Tanzania Bureau Statistics
WHO	World Health Organization

CAPÍTULO 1

1.1 Introdução

O rápido crescimento da população idosa no mundo é um problema que conduziu a uma transição demográfica mundial excecional. Nos países africanos em desenvolvimento, como a Tanzânia, este fenómeno demográfico ocorre num contexto de pobreza e de más condições de saúde [1].

Os cuidados de saúde primários (CSP) são uma pedra angular da política de saúde. Em 1978, a Assembleia Mundial da Saúde adoptou a Declaração de Alma Ata sobre Serviços de Saúde para Todos até ao Ano 2000. Acesso universal para indivíduos e famílias na comunidade, através da sua plena participação e a um custo que a comunidade e o país possam suportar, a fim de manter cada etapa do seu desenvolvimento num espírito de autonomia e auto-determinação [2]. Verificou-se que na maioria dos países do mundo, mas particularmente nos países em desenvolvimento, as pessoas idosas são tipicamente os membros mais pobres da sociedade, vivendo muito abaixo do limiar da pobreza. Em geral, não dispõem de uma fonte regular de rendimento nem de proteção social [3].

A geriatria é uma área da medicina que se ocupa dos doentes idosos. Os principais objectivos da geriatria são a promoção da saúde dos idosos, a prevenção e o tratamento das doenças de que podem padecer. O médico especializado em geriatria é designado por geriatra. As necessidades específicas dos idosos são diferentes das dos jovens, que são tratados sob a tutela de um geriatra especializado no tratamento de idosos. Nos Estados Unidos, para se especializar em geriatria, o médico deve estar habilitado a exercer medicina interna ou medicina geral. Além disso, o médico deve seguir uma formação complementar para ser autorizado a exercer a geriatria. Atualmente, existem cerca de 9.000 médicos especializados em geriatria nos Estados Unidos [4].

As pessoas em todo o mundo estão a viver cada vez mais tarde e esta tendência está a tornar-se mais acentuada na África Subsariana. Em 2050, 2 mil milhões de pessoas terão 60 anos ou mais, 80% das quais viverão em países em desenvolvimento [5]. O impacto deste processo de envelhecimento na saúde das pessoas idosas nestas regiões de baixos rendimentos tem sido pouco estudado até à data [6].

A ideia de melhorar os cuidados de saúde para os idosos existe desde 1961, mas a prestação de serviços de saúde continua a ser problemática. Em 1982, as Nações Unidas adoptaram o Plano de Ação Internacional, que definiu a orientação da reflexão e da ação sobre o envelhecimento. No entanto, este plano foi revisto em 2002 para responder às necessidades das pessoas idosas no século XXI.

Além disso, os idosos sofrem frequentemente de complicações de saúde agudas e crónicas, como doenças cardiovasculares, cancro, diabetes, artrite e osteoporose, infecções pulmonares e do trato urinário, acidentes vasculares cerebrais, hipertensão, infecções renais e doenças do aparelho digestivo [7].

Os direitos das pessoas idosas foram tidos em conta pela primeira vez no Plano de Ação Internacional de Viena sobre o Envelhecimento de 1982, adotado pela Assembleia Mundial sobre o Envelhecimento em Viena, Áustria, e mais tarde no Plano de Ação Internacional de Madrid sobre o Envelhecimento (MIPA) [8]. O MIPAA tem por objetivo "apoiar as suas sociedades como cidadãos de pleno direito". Um plano de ação nacional ou uma política nacional sobre o envelhecimento é geralmente uma declaração de princípios. Para que sejam tomadas medidas, a política ou o plano devem ser traduzidos num plano de trabalho para a sua implementação. É hoje do conhecimento geral que o número de idosos em África está a aumentar rapidamente e que muitos países estão a registar um aumento do número de idosos, tanto em percentagem como em termos absolutos. Esperam-se também mudanças dramáticas noutras partes do continente, por exemplo, um aumento de 7,7% para 13,2% na África do Sul e de 4,7% para 9,5% na África Ocidental [10].

Na maioria dos países em desenvolvimento, os sistemas formais de segurança social cobrem apenas uma proporção limitada da população, pelo que as prestações são inadequadas; a maioria das pessoas idosas depende das redes de apoio familiar, uma realidade muito apreciada na maior parte da África Subsariana. Além disso, reconhece-se que os sistemas tradicionais de segurança social estão a mudar rapidamente, enfraquecendo e desaparecendo sob a pressão da urbanização, da industrialização e do vírus da imunodeficiência humana e da síndrome da imunodeficiência adquirida - VIH/SIDA. Ao mesmo tempo, é geralmente referido que o estado de saúde das pessoas idosas apresenta uma maior variabilidade interindividual do que o das pessoas mais jovens, devido à idade [11]. O sistema de saúde dedica apenas uma pequena parte do seu orçamento ao tratamento das doenças dos idosos, e o acesso aos cuidados é limitado e não constitui uma prioridade política na maioria dos países em desenvolvimento [12].

As pessoas mais velhas que são sistematicamente excluídas dos créditos e de outros programas de desenvolvimento têm dificuldade em sobreviver num ambiente cada vez mais competitivo e pouco útil, o que as torna ainda mais vulneráveis [13]. O controlo das doenças infecciosas no último século conduziu a uma redução considerável da taxa de mortalidade prematura [14]. Nos países africanos em desenvolvimento, como a Tanzânia, muitos idosos atingem a idade da reforma tendo vivido em condições de pobreza e privação, com um acesso deficiente aos cuidados de saúde e uma nutrição deficiente. Esta situação pode deixá-los com poupanças pessoais inadequadas em resultado de um fraco crescimento do rendimento [15].

A Tanzânia tem uma população total de 34 milhões de habitantes, 4% dos quais têm 60 anos ou mais. O país é também um dos países da África Subsariana com pelo menos um milhão de idosos, prevendo-se que esta proporção aumente para 10% da população total até 2050 [16]. As pessoas idosas das zonas rurais da Tanzânia referiram que o processo de envelhecimento teve um impacto significativo na sua saúde, qualidade de vida e capacidades físicas. A má qualidade de vida e bem-estar e o mau estado de saúde dos idosos foram significativamente associados ao estado civil, ao género, à idade e ao nível de educação. O processo de envelhecimento neste ambiente constitui um desafio e suscita preocupações em matéria de saúde pública [1].

A assistência aos idosos continua a ser um desafio na Tanzânia e em todo o Terceiro Mundo. Isto porque a estratificação social e a desigualdade dos serviços de saúde no sector público de saúde afectam ainda mais o estado de saúde dos idosos. Os estudos disponíveis mostram que não há pessoal suficiente e os recursos são limitados para prestar cuidados de saúde aos idosos e que os serviços de saúde do sector público são inadequados. Este facto limita os cuidados de saúde adequados aos idosos, levando-os a regressar a casa sem medicação e a morrer. A situação agrava-se quando estes idosos se dirigem aos serviços médicos, onde se deparam com práticas discriminatórias por parte dos profissionais de saúde, que desvalorizam os sintomas das suas doenças, concluindo demasiado depressa que se trata de processos de envelhecimento [17].

Os recenseamentos anteriores na Tanzânia mostraram que o número de pessoas com mais de 60 anos está a aumentar. Em 1988, esta percentagem tinha aumentado para 4,3%, dos quais 52% eram homens e 48% mulheres. Em 2002, as pessoas com mais de 65 anos representavam 6% da população total da Tanzânia continental, tanto homens como mulheres, nas zonas rurais e urbanas [18].

Para atingir o Objetivo de Desenvolvimento do Milénio (ODM), é necessário melhorar os serviços de saúde para os idosos. De acordo com os dados do National Bureau of Statistics - TBS nos dados de vigilância demográfica de Rufiji, foi demonstrado que a esperança de vida dos homens, devido à mortalidade e ao VIH, será de cerca de cinquenta anos e a das mulheres de cerca de 60 anos [19]. O impacto da pandemia de VIH alterou as estruturas familiares devido à perda da geração intermédia e levou a que mais de 64% dos órfãos na Tanzânia fossem cuidados pelos avós. As pessoas mais velhas são vítimas do VIH/SIDA, cuidando dos órfãos e de si próprias. No entanto, apesar de todas as estratégias adoptadas, os serviços de saúde continuam a ser inadequados, especialmente para os grupos mais vulneráveis, como os idosos [20].

Em 2003, o governo da Tanzânia formulou uma política de velhice com o objetivo de melhorar e estabilizar as condições de vida das pessoas idosas, prestando-lhes serviços sociais [21]. Esta política estipula que os poderes públicos devem adotar disposições adequadas para a concretização do direito ao trabalho, à auto-formação e à assistência social na velhice, em caso de doença ou invalidez e em todos os outros casos [22].

O Pacto Internacional sobre os Direitos Económicos, Sociais e Culturais, de 1966, garante, entre outros, estes direitos, incluindo o direito à saúde. A Tanzânia ratificou este Pacto e incorporou os direitos sociais na sua Constituição, embora o direito à saúde não esteja totalmente garantido e não tenha sido incluído na Carta dos Direitos, o que impossibilita a sua aplicação em tribunal. O direito à saúde é essencial, uma vez que é parte integrante do direito à vida, tal como definido na Declaração Universal dos Direitos do Homem de 1948. Os Estados são obrigados a prestar cuidados de saúde a todos os cidadãos, mas a Constituição da República Unida da Tanzânia de 1977 não incluiu o direito à saúde na Carta de Direitos [23].

A Política Nacional sobre o Envelhecimento reconhece os 60 anos como a idade da reforma. A política nacional de 1990 e as suas alterações estipulam que todas as pessoas com 60 anos ou mais e com baixos rendimentos têm direito a serviços de saúde gratuitos. De acordo com as estatísticas disponíveis, estima-se que existam cerca de 1,4 milhões de pessoas com 60 anos ou mais na Tanzânia. O enfraquecimento dos valores tradicionais, a globalização e a urbanização levaram a que os idosos deixassem de ter capacidade para cuidar de si próprios e dos seus netos. Os governos devem garantir que as pessoas idosas recebam cuidados de saúde primários e reconhecer que as pessoas idosas são um recurso para o desenvolvimento da nossa nação em todos os aspectos da vida política, económica e social [21].

1.25 Apresentação do problema

Os serviços de saúde para os idosos são uma pedra angular em todo o mundo. As pessoas idosas necessitam de cuidados e de proteção especiais devido aos seus problemas de saúde específicos, uma vez que sofrem de doenças transmissíveis e não transmissíveis, sendo que algumas doenças são mais comuns numa determinada idade, sobretudo a partir dos 60 anos. Entre as doenças mais comuns que afectam os idosos contam-se a hipertensão, a diabetes, a neuropatia, a demência e a pelagra, e as pessoas idosas correm maior risco de sofrer acidentes. Por estas razões, os idosos tendem a ver a sua saúde deteriorar-se com a idade e a perder progressivamente as suas capacidades físicas e motoras. Para evitar a morte prematura dos idosos, é necessário refletir cuidadosamente, por exemplo, com médicos especialistas (geriatras) para a demência, o delírio e a depressão, e com cardiogeriatras para as doenças cardíacas que são comuns nos idosos.

As pessoas idosas não recebem os cuidados médicos gratuitos a que têm direito, uma vez que constituem um grupo sub-representado no âmbito da política nacional de envelhecimento. São várias as razões que explicam a insuficiência dos cuidados de saúde para os idosos, nomeadamente as dificuldades financeiras e a discriminação por parte dos serviços de saúde. Além disso, a falta de vontade política por parte do governo, a falta de recursos orçamentais e a falta de sensibilização da comunidade desempenham um papel importante na prestação inadequada de serviços de saúde aos idosos. Na Tanzânia, foram realizados poucos estudos para explicar o processo de envelhecimento da sociedade e o seu impacto na saúde dos idosos, especialmente nas zonas rurais, onde as pessoas são mais afectadas pela pobreza e pelas más condições de saúde.

1.26 estudo nacional

Os resultados do estudo serão relevantes para as várias partes interessadas das seguintes formas

Em primeiro lugar, espera-se que os resultados ajudem os decisores políticos e outras partes interessadas a obter uma visão sobre a qualidade dos serviços para os idosos no sector da saúde pública, incluindo estratégias de planeamento adequadas, tais como a atribuição de recursos suficientes para melhorar os serviços de saúde para os idosos, a fim de promover o seu bem-estar e o desenvolvimento da comunidade.

Em segundo lugar, espera-se também que o estudo contribua cientificamente para o corpo de conhecimentos relativos a vários problemas no sector da saúde e à sua resolução.

Em terceiro lugar, o estudo também educará e informará a comunidade sobre várias dimensões para melhorar os conhecimentos sobre a melhor forma de prestar serviços de saúde a todas as pessoas no sector da saúde, independentemente da idade, etnia, cor da pele ou religião.

1.27 Objetivo geral do estudo

Avaliação dos cuidados de saúde prestados aos idosos no dispensário de Tandale, município de Kinondoni.

1.27.1Objectivos específicos do estudo

1. Avaliação do conhecimento dos serviços de saúde entre os idosos do dispensário de Tandale, município de Kinondoni.
2. Estudo da acessibilidade e da utilização dos serviços de saúde pelos idosos nos estabelecimentos públicos de saúde.

1.28 Questões de investigação

Este estudo foi orientado pelas seguintes questões de investigação

1. Em que medida a comunidade está informada sobre a prestação de serviços de saúde para os idosos?
2. E quanto à acessibilidade e à utilização dos serviços de saúde pelos idosos?

1.6Limitações do estudo

O problema com que me deparei durante o estudo foi o facto de as pessoas idosas terem problemas de memória e de audição, o que, por sua vez, exigiu muito tempo e perícia para obter as informações de que necessitava. Outro constrangimento foi o facto de o estudo ter sido realizado num hospital e de os critérios do estudo serem apenas pessoas com mais de 60 anos que recebiam cuidados médicos no dispensário de Tandale.

CAPÍTULO DOIS

REVISÃO DA LITERATURA

O curso da vida humana divide-se em fases. O padrão mais simples é o da infância, maturidade e velhice. A velhice é considerada a fase mais problemática da vida humana. Este facto deve-se ao declínio da vitalidade e à alteração do aspeto físico, que se traduz na incapacidade de os idosos levarem uma vida saudável e útil. Muitos outros estudos demonstraram que os idosos se encontram frequentemente entre os membros mais vulneráveis da sociedade e entre os mais pobres [24].

Um estudo realizado no sector dos cuidados de saúde australiano dá conta de uma série de experiências negativas com profissionais de saúde relatadas pelos idosos entrevistados. Estes relataram incidentes em que foram negligenciados ou tratados como pacientes insignificantes. O mesmo acontece nas nossas instituições de saúde, onde os idosos não são considerados uma prioridade e os recursos nem sequer são afectados aos idosos. Eis uma história fascinante de um idoso que foi ao hospital para tratar a perna e ficou desiludido com o médico, que nem sequer se deu ao trabalho de diagnosticar a perna do cliente, alegando que a dor que ele sentia se devia ao processo de envelhecimento [25].

De acordo com o estudo retrospetivo da meningite bacteriana aguda (ABM) em Taiwan, os doentes idosos representaram 34,8% de todos os casos de ABM, e esta taxa de incidência relativamente elevada pode ser indicativa do futuro fardo dos idosos em Taiwan. A diabetes mellitus (DM) foi a doença subjacente mais comum (34%), seguida da doença renal terminal (7%), do alcoolismo (4%) e da doença maligna (4%). Os idosos são mais vulneráveis às doenças infecciosas e podem apresentar menos sinais e sintomas clássicos para identificação clínica. Sabe-se que vários factores, incluindo a idade, mantêm uma elevada taxa de mortalidade na GPA dos idosos [26].

O estudo sobre a avaliação do estado de saúde das pessoas idosas no Botsuana e a sua utilização dos serviços de saúde ( ) revelou que a maioria (75%) das pessoas idosas tinha um estado de saúde bom ou ligeiramente limitado, enquanto um quarto sofria de problemas de saúde mais graves. De acordo com o sistema de classificação das doenças, as doenças do sistema músculo-esquelético constituíam (41%) o principal problema de saúde dos idosos. Entre os idosos, 21% foram considerados como sofrendo de má nutrição moderada ou grave.

Isto sugere que a malnutrição é um problema de saúde significativo entre os idosos no Botsuana e deve ser objeto de um estudo mais aprofundado. [27]. Na África Subsariana, o principal problema das pensões para os idosos é a falta de pensões universais para os idosos. Na África Subsariana, apenas a África do Sul, a Namíbia, o Botsuana, o Lesoto e as Maurícias pagam uma pensão geral aos seus cidadãos idosos, a níveis variáveis [28].

Um estudo realizado em unidades de saúde no Quénia, nomeadamente em Kiambu, Nanyuki, Nakuru e Mysiani, revelou que cerca de 30% dos idosos são abandonados nas unidades de saúde. São abandonados e os seus prestadores de cuidados desaparecem sem pagar os honorários ou tomar medidas para que os idosos regressem a casa. Os idosos com quem falámos disseram que esta situação lhes causava muito stress. Aqueles que precisavam de ajuda médica urgente viram o seu estado de saúde deteriorar-se drasticamente ou morreram enquanto esperavam para ser admitidos no hospital. Uma mulher idosa no Hospital Misyani esperou 6 horas por cuidados médicos porque não tinha dinheiro para pagar as despesas médicas necessárias. Quando um bom samaritano finalmente interveio e pagou as despesas necessárias, a doença e o stress já tinham cobrado o seu preço e ela sucumbiu ao seu sofrimento 30 minutos mais tarde [29].

O estudo, realizado em Pwani, na Tanzânia, revelou que a prevalência da perda de dentes entre os idosos era de 83,5% por qualquer razão, 63,4% por cárie e 32,5% por outras razões que não a cárie. No total, 74,9% tinham menos dentes posteriores. Em comparação com as pessoas que tinham perdido menos de 5 dentes devido a cáries, as que tinham perdido 5 ou mais dentes tinham mais probabilidades de serem mulheres, de terem dentes cariados e de se encontrarem entre os residentes menos pobres [30].

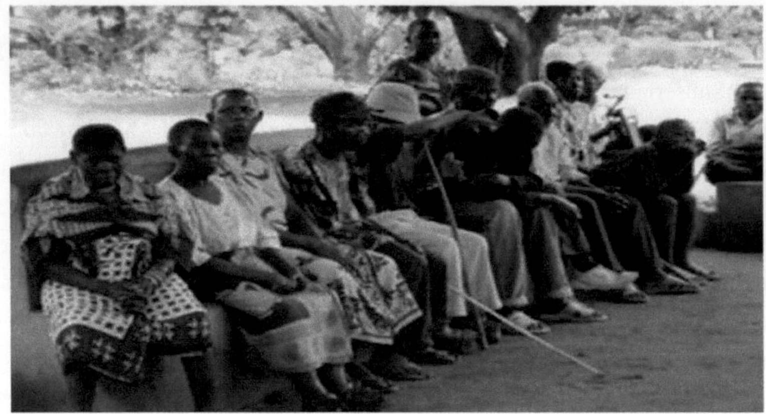

Figura 1: O tratamento dos idosos é difícil (Fonte: Jornal NIPASHE, junho de 2012)

De acordo com o jornal NIPASHE de 4 e 5 de junho de 2012, um inquérito realizado em oito regiões da Tanzânia, nomeadamente Mbeya, Dodoma, Iringa, Arusha, Tanga, Morogoro, Kilimanjaro e Dar es Salaam, revelou que existe um grande problema na prestação de serviços de saúde aos idosos, em particular no que diz respeito à disponibilidade de medicamentos. O tratamento dos idosos é muito crítico e em cada esquina há queixas sobre a falta de medicamentos (*Matibabu ya wazee balaa. Kila kona ni kilio dawa hakuna).* A cidade de Dar es Salaam está em melhor situação do que as regiões acima referidas. Embora o governo tenha ordenado aos centros de saúde, dispensários, hospitais públicos e hospitais de referência que ofereçam cuidados gratuitos aos idosos, estes serviços são insuficientes e os idosos queixam-se por todo o país. Um inquérito revelou que os idosos estavam a ser deixados de fora quando se tratava de cuidados gratuitos, de acordo com as instruções do governo. Verificou-se também que o maior desafio para os idosos nos cuidados de saúde é a indisponibilidade de medicamentos, que têm de gastar muito tempo para obter uma consulta, que não há orçamento para estes serviços, que não há um horário específico e que alguns idosos não sabem que existem serviços gratuitos para idosos. A maioria dos prestadores de cuidados de saúde do sector público não sabe exatamente quais são os serviços de saúde gratuitos disponíveis para os idosos. É necessário um acompanhamento e apoio rigorosos para resolver este problema [31].

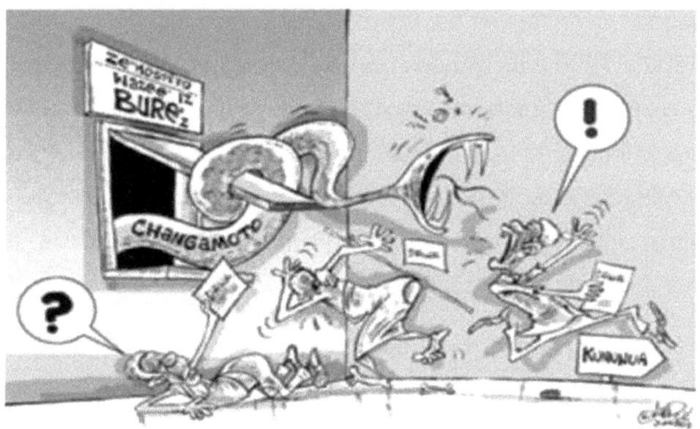

Figura 2: Imagem de banda desenhada (fonte: jornal NIPASHE, junho de 2012)

Como mostra a banda desenhada acima, o governo adoptou uma diretiva em 1990 e alterou-a em 2009 para fornecer serviços de saúde gratuitos a determinados grupos, incluindo as pessoas com mais de 60 anos e as pessoas com baixos rendimentos, mas esta diretiva não foi implementada. Por conseguinte, os idosos de todo o país têm-se queixado. No entanto, alguns funcionários de estabelecimentos de saúde explicaram que a razão para as muitas queixas era o baixo orçamento afetado aos serviços de saúde. O sítio Web do Ministério da Saúde/Serviço de Saúde comenta que as queixas também foram causadas pelos prestadores de cuidados de saúde devido à falta de conhecimento da política de velhice e à discriminação contra os idosos. Esta caricatura mostra que os serviços de saúde não são prestados sem problemas. Não faz sentido aconselhar as pessoas idosas a comprar medicamentos numa farmácia privada se se sabe que não têm rendimentos e que nem sequer os seus filhos trabalham [31].

Em muitos casos, não só os serviços de saúde são inacessíveis ou não estão disponíveis para os idosos, como o pessoal de saúde também se recusa a tratá-los devido à sua idade. Em Moçambique, por exemplo, a lei isenta os idosos do pagamento de consultas e medicamentos nos centros de saúde. No entanto, um estudo de 2008 mostrou que 86% dos idosos de 15 municípios da província de Gaza tinham de pagar uma consulta e 85% os medicamentos quando se dirigiam a um centro de saúde. Embora os enfermeiros destes centros de saúde saibam que os idosos têm direito a cuidados médicos gratuitos, disseram que não podiam fazer nada na ausência de diretrizes processuais das autoridades. [32].

No entanto, a atitude do pessoal de saúde é tão negativa que as pessoas idosas preferem morrer a dirigir-se ao hospital mais próximo. Os estudos de casos recolhidos desde 1996 e os estudos realizados pela HAI, pela OMS e por outras instituições revelaram que o preconceito de idade está profundamente enraizado no sector da saúde. Esta discriminação vai desde a recusa de medicamentos, insultos, bofetadas, isolamento, negligência, falta de roupa de cama, medicamentos, equipamento médico e roupa de cama, até à alimentação inadequada e à atitude extremamente negativa do pessoal de saúde para com os idosos [17].

A perda de dentes permanentes pode dever-se a várias causas: ou os dentes são extraídos por dentistas, ou são perdidos espontaneamente devido à progressão da doença periodontal ou a outros eventos, como traumatismos dentários. O tabagismo é um fator de risco para a perda de dentes, particularmente em pessoas que fumam muito durante muitos anos. Estudos recentes mostraram que os adultos dos países industrializados perdem os dentes com mais frequência do que os seus homólogos dos países em desenvolvimento, onde o acesso aos cuidados dentários é limitado [33].

Um inquérito realizado pelo Centro Jurídico e de Direitos Humanos revelou que o sector da saúde enfrenta uma série de problemas gerais, incluindo a falta de instalações de saúde, a escassez de recursos humanos e financeiros, uma elevada prevalência de doenças transmissíveis e não transmissíveis, como o cancro, o VIH, a hipertensão, a diabetes, etc., e a falta de acesso aos serviços de saúde. Para resolver este problema, o governo deve colaborar com as instituições internacionais para melhorar a prestação de serviços de saúde através da aplicação do Plano Estratégico para o Setor da Saúde (HSSP) de 2009, a fim de alcançar os Objectivos de Desenvolvimento do Milénio até 2015 [34].

CAPÍTULO TRÊS

MÉTODOS DE INVESTIGAÇÃO

3.1 Conceção da investigação

O estudo utilizou um modelo de estudo de caso descritivo para obter informações pormenorizadas sobre a avaliação dos cuidados de saúde prestados aos idosos no dispensário de Tandale Kinondoni Municipality Dar es Salaam.

3.2 Âmbito do estudo

O estudo foi efectuado no dispensário de Tandale, na comuna de Kinondoni, na cidade de Dar es Salaam. A área foi escolhida por várias razões, uma vez que inclui zonas rurais e urbanas. A área estende-se por 531 km^2 e tem uma população de 1.464.980 habitantes, dos quais 717.840 mulheres e 747.140 homens. O distrito de Tandale tem 63.348 habitantes, dos quais 31.041 mulheres e 32.307 homens [35]. A população do distrito de Kinondoni está a crescer a uma taxa de 4,3% por ano, com uma densidade populacional de 1.179 habitantes por km^2. O distrito tem um total de 185 instalações de saúde. (Perfil do município 2006:3-6). O município de Kinondoni faz fronteira a norte com os distritos de Bagamoyo e Kibaha, a sul com o distrito de Kisarawe e a leste com o Oceano Índico e o distrito de Ilala. A clínica de saúde pública de Tandale, situada no distrito de Tandale da comuna de Kinondoni, foi escolhida para o estudo porque oferece serviços a custos partilhados e isenções para os grupos abrangidos. No total, 64 pessoas trabalham lá, tratando entre 500 e 800 pacientes por dia.

3.3 Tamanho da amostra do estudo

A população do estudo inclui pessoas com 60 anos ou mais que frequentam o dispensário de Tandale, bem como líderes comunitários e prestadores de cuidados de saúde. O dispensário de Tandale serve o distrito de Tandale com uma população de 45.127 pessoas, incluindo 23.630 homens e 21.497 mulheres. Assim, foram incluídas no estudo um total de 200 pessoas, incluindo 154 pessoas com 60 anos ou mais, 30 prestadores de cuidados de saúde e 16 líderes comunitários como inquiridos.

3.4 Instrumentos de recolha de dados

Foram utilizados questionários estruturados e não estruturados para recolher dados dos inquiridos sobre diferentes tópicos, tais como conhecimentos, atitudes e práticas na prestação de serviços de saúde a pessoas idosas. Também se utilizaram discussões de grupos de discussão (FGDs) e métodos de observação para recolher informação. Durante a recolha de dados, o investigador principal foi assistido por um assistente de investigação. O estudo piloto foi efectuado para pré-testar a validade dos questionários no Centro de Saúde de Magomeni.

3.5 Análise e avaliação de dados

Os dados recolhidos junto dos inquiridos através de questionários estruturados e não estruturados foram codificados e depois introduzidos no computador para serem apresentados sob a forma de tabelas, histogramas e gráficos de pizza, utilizando o programa de análise e interpretação SPSS.

3.6 Considerações éticas

Antes de realizar o estudo, foram obtidas autorizações oficiais do comité de investigação da IMTU, da comunidade de Kinondoni e das autoridades do distrito de Tandale. Foi solicitado e obtido o consentimento informado de cada pessoa entrevistada para participar no estudo. A confidencialidade da informação recolhida foi respeitada. O nome do inquirido não foi mencionado nos questionários, a fim de evitar qualquer ansiedade e permitir uma discussão livre e respostas válidas. Os desejos dos inquiridos (consentimento informado) foram obtidos antes de lhes serem entregues os questionários. Isto ajudou a manter uma boa relação entre os inquiridos e os investigadores e a garantir que o estudo cumpria as normas de investigação.

3.7 Divulgação da investigação

Quando o estudo estiver concluído, será enviado um resumo simples dos resultados ao dispensário de Tandale. Um relatório mais pormenorizado será enviado a todas as autoridades nacionais competentes, incluindo a Universidade Internacional de Medicina e Tecnologia (IMTU), o Conselho Municipal de Kinondoni e o MoHSW. Os resultados do estudo serão igualmente apresentados em conferências e publicados em revistas científicas, a fim de os divulgar e explorar.

QUARTO CAPÍTULO

RECOLHA E ANÁLISE DE DADOS

4.1 Resultados do estudo

Este capítulo apresenta os resultados e as discussões sobre a avaliação dos serviços de saúde para os idosos.

Quadro 1: Distribuição etária dos idosos inquiridos

Age group	Number of Respondents	Percent
60-64	46	30
65-74	67	43
75-84	30	20
Above 84	11	7
Total	154	100

O estudo revelou que 43% dos idosos inquiridos tinham entre 65 e 74 anos, 30% tinham entre 60 e 65 anos e 20% tinham entre 75 e 84 anos, mas 7% dos inquiridos tinham mais de 84 anos.

Quadro 2: Repartição dos inquiridos mais velhos por sexo

Gender	Number of Respondents	Percent
Male	80	52
Female	74	48
Total	154	100

O quadro 2 mostra que 52% dos inquiridos eram homens e 48% eram mulheres. Este facto sugere que os homens idosos podem ser mais vulneráveis ao risco de doença do que as mulheres.

Quadro 3: Situação familiar dos inquiridos

Marital status	Number of Respondents	Percent
Single	18	12
Married	82	53
Separated	19	12
Divorced	12	8
Widowed	23	15
Total	154	100

A maioria (53%) dos inquiridos era casada, (15%) viúva, (12%) solteira e (8%) divorciada ( ).

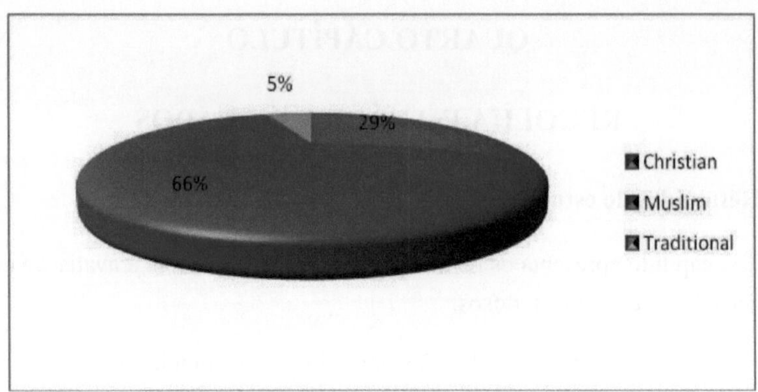

Figura 3: Filiação religiosa das pessoas idosas inquiridas

Os resultados relativos à filiação religiosa mostraram que 66% dos inquiridos eram muçulmanos, enquanto 29% eram cristãos e 5% tradicionalistas. Isto leva a concluir que os muçulmanos são a religião predominante na área de estudo, com poucos a aderir ao conservadorismo tradicional.

Quadro 4: Nível de educação dos inquiridos mais velhos

Education level	Number of Respondents	Percent
None	58	38
Completed Primary level	42	27
Secondary	15	10
Diploma	4	2
University	-	-
Non Completed Primary level	35	23

Education level	Number of Respondents	Percent
None	58	38
Completed Primary level	42	27
Secondary	15	10
Diploma	4	2
University	-	-
Non Completed Primary level	35	23
Total	154	100

O estudo revelou que 38% dos inquiridos não tinham qualquer instrução, enquanto 27% tinham completado o ensino primário, enquanto 23% não tinham completado o ensino primário, mas 10% tinham completado o ensino secundário e 2% tinham uma licenciatura, não tendo nenhum deles frequentado a universidade.

Quadro 5: Ocupação atual dos inquiridos

Professional	Number of Respondents	Percent
None	72	47
Retired	9	6
Peasant	54	35
Civil servant	-	-
Self employed	12	8
Other	7	4
Total	154	100

O estudo revelou que 47% dos inquiridos estavam desempregados, 35% eram agricultores, 8% trabalhavam por conta própria, 6% eram funcionários públicos reformados e 4% exerciam actividades diversas, mas nenhum deles trabalhava como funcionário público.

Quadro 6: Os inquiridos trabalhavam como funcionários públicos

Government service	Number of Respondents	Percent
Yes	24	16
No	130	84
Total	154	100

O estudo revelou que uma esmagadora maioria de 90% dos inquiridos não trabalhavam para o governo, mas que 10% trabalhavam para o governo.

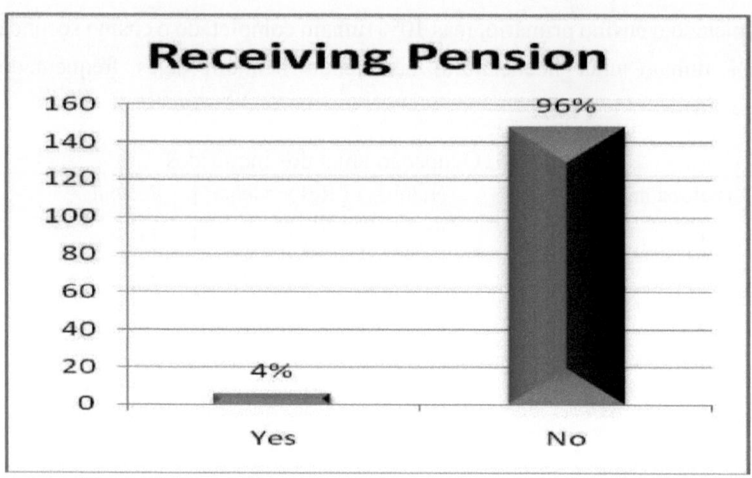

Figura 4: Inquiridos que recebem uma pensão de reforma

A figura 4 mostra que 96% dos inquiridos não recebem uma pensão, enquanto

4% das pessoas interrogadas recebem uma pensão

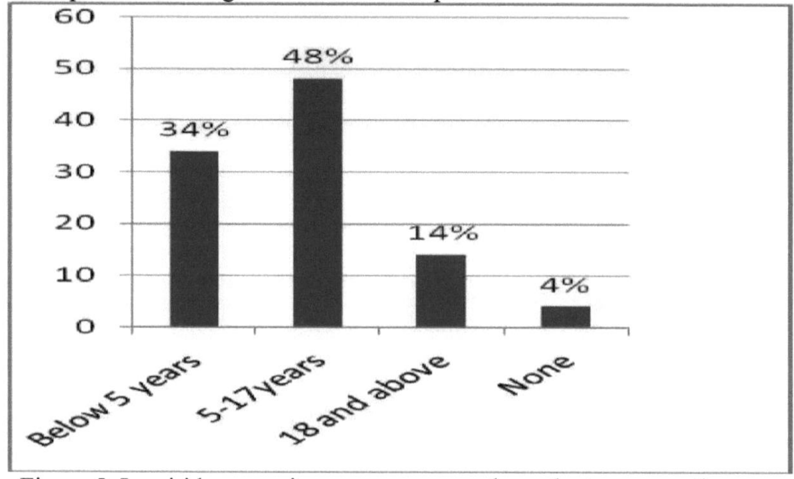

Figura 5: Inquiridos que vivem com pessoas dependentes e respetivo grupo etário

O estudo revelou que 48% dos inquiridos viviam com familiares com idades compreendidas entre os 5 e os 17 anos, mas 34% viviam com familiares com menos de cinco anos, enquanto 22% viviam com 18 anos ou mais e 4% viviam também sozinhos.

Quadro 7: Nível de conhecimento da política nacional em matéria de velhice

Response	Number of Respondents	Percent
Yes	51	33
No	103	67
Total	154	100

Os estudos revelaram que 67% dos inquiridos desconheciam a política nacional sobre o envelhecimento, enquanto 33% estavam informados sobre esta política.

Quadro 8: Fontes de informação sobre a política de saúde para os idosos

Sources of information	Number of Respondents	Percent
Mass media-radio, TV, etc.	29	57
Publications- books	7	13
Health service providers	5	10
Family and friends	10	20
Workshop and seminars	-	-
Others	-	-
Total	51	100

O estudo revelou que 57% dos inquiridos receberam informações sobre a política de velhice através dos meios de comunicação social, como a rádio, a televisão e os jornais, mas 20% através da família e dos amigos e 13% através de publicações como livros. Os meios de comunicação social foram a fonte de informação mais importante em termos percentuais.

Quadro 9: Tempo despendido pelo médico com o doente durante a consulta

Time for consultation	Number of Respondents	Percent
Below 15 minutes	122	79
16-20 minutes	21	14
21-30 minutes	4	3
Above 30minutes	3	1
Total	154	100

O quadro 9 mostra que 79% dos inquiridos receberam os seguintes conselhos

minutos durante a consulta, enquanto 14% foram tratados durante 16 a 20 minutos, 3% necessitaram de 21 a 30 minutos e 1% mais de 30 minutos.

Quadro 10: Idosos cobertos por um seguro de saúde

Response	Number of Respondents	Percent
Yes	18	12
No	136	88
Total	154	100

O estudo revelou que 88% dos inquiridos não possuíam um cartão nacional de seguro de doença, enquanto 12% possuíam um cartão de seguro de doença.

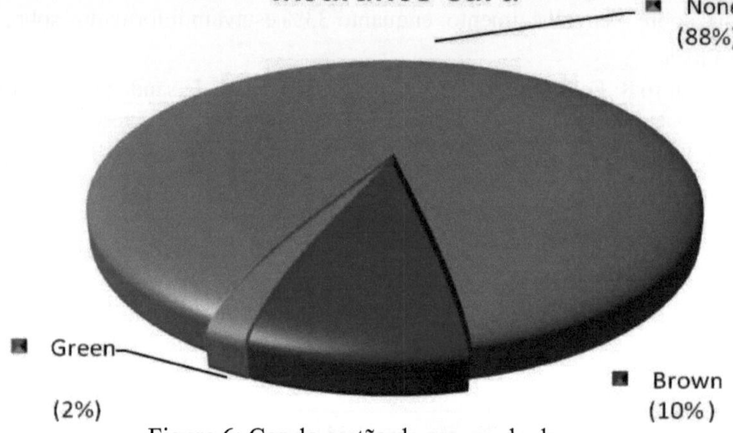

Figura 6: Cor do cartão de seguro de doença

6 A ilustração mostra que 88% dos inquiridos não tinham cartão de seguro de saúde, enquanto 10% tinham um cartão castanho e 2% um cartão verde. Por conseguinte, a maioria das pessoas inquiridas não tem seguro de saúde.

Quadro 11: Prestações médicas gratuitas para os idosos em caso de doença, por política de envelhecimento

Response	Number of Respondents	Percent
Yes	23	15
No	131	85
Total	154	100

O estudo revelou que 85% das pessoas inquiridas não recebiam cuidados médicos gratuitos, enquanto 15% recebiam serviços de saúde gratuitos do estabelecimento de saúde público.

Quadro 12: Disponibilidade de medicamentos prescritos pelo médico

Response	Number of Respondents	Percent
Yes	26	17
No	128	83
Total	154	100

O estudo revela que a maioria (83%) dos inquiridos não recebeu a medicação de acordo com a prescrição médica, enquanto 17% recebeu a medicação de acordo com a prescrição médica.

Quadro 13: Respostas dos inquiridos sobre a indisponibilidade de medicamentos nos estabelecimentos de saúde

Estabelecimentos

Response	Number of Respondents	Percent
Buy at private pharmacy	26	17
Go home without medication	95	62
Seek aid from friends and relatives	21	13
Traditional medicine as alternative	12	8
Total	154	100

O quadro 13 mostra que 62% dos idosos iriam para casa sem a sua medicação se fossem para o hospital, 17% iriam a uma farmácia privada para obter a medicação em falta, 13% procurariam ajuda de amigos e familiares e 8% optariam por utilizar medicamentos tradicionais.

Quadro 14: Quantias de dinheiro utilizadas para comprar medicamentos em falta

Amount in Tsh	Number of Respondents	Percent
Less than Tsh 5000	54	35
Above Tsh 5000	93	60
Don't know	7	5
Total	154	100

O estudo revelou que 60% dos inquiridos gastaram mais de Tsh. 500.000 em medicamentos em falta nas farmácias privadas, mas 35% disseram que gastaram menos de Tsh. 500.000. Os inquiridos não sabiam quanto tinham gasto em medicamentos em falta e (5%) não sabiam quanto tinham gasto.

Quadro 15: Opiniões sobre a qualidade dos serviços de saúde para os idosos

Quality	Number of Respondents	Percent
Good	16	10
Very good	9	6
Bad	92	60
Very bad	37	24
Total	154	100

O estudo revelou que 60% dos inquiridos consideravam a qualidade dos serviços para os idosos má, 24% muito má, 10% boa e 6% muito boa.

Quadro 16: Participação nas decisões relativas ao desenvolvimento da comunidade empresarial

Response	Number of Respondents	Percent
No	151	98
Yes	3	2
Total	154	100

O estudo mostrou que 98% dos inquiridos não estavam envolvidos na tomada de decisões sobre questões comunitárias e socioeconómicas, enquanto 2% estavam envolvidos em questões de desenvolvimento comunitário.

Quadro 17: O papel dos mais velhos na família

Role	Number of Respondents	Percent
Care taker	59	38
Advisor	37	24
Mediator	28	18
Supervisor	20	13
Breadwinners	10	7
Total	154	100

O estudo revela que 38% dos inquiridos são prestadores de cuidados, enquanto 24% são cuidados.

eram consultores, 18% dos quais eram intermediários, 13% consultores e 7% vencedores principais

Quadro 18: Atividade física para pessoas idosas

Exercise	Number of Respondents	Percent
Yes	34	22
No	120	78
Total	154	100

O estudo revelou que a esmagadora maioria (78%) dos inquiridos não faziam exercício físico, embora 22% o fizessem.

Quadro 19: Idade dos prestadores de cuidados de saúde inquiridos

Age	Number of Respondents	Percentage
21-29	5	16
31-39	8	27
40-50	11	37
51-59	6	20
Total	30	100

Os resultados mostraram que 37% dos inquiridos tinham entre 40 e 50 anos, 27% tinham entre 31 e 39 anos, 20% tinham entre 51 e 59 anos e 16% tinham entre 21 e 29 anos.

Quadro 20: Género dos prestadores de cuidados de saúde inquiridos

Gender	Number of Respondents	Percent
Male	8	27
Female	22	73
Total	30	100

Os resultados revelaram que 73% dos inquiridos eram mulheres e 27% homens.

Quadro 21: Filiação religiosa dos prestadores de cuidados de saúde

Response	Number of Respondents	Percent
Christian	18	60
Muslim	12	40
Traditional	-	-
Other	-	-
Total	30	100

O inquérito revelou que 60% dos prestadores de cuidados de saúde eram cristãos, enquanto 40% dos

Eram muçulmanos e não pertenciam a nenhuma outra religião.

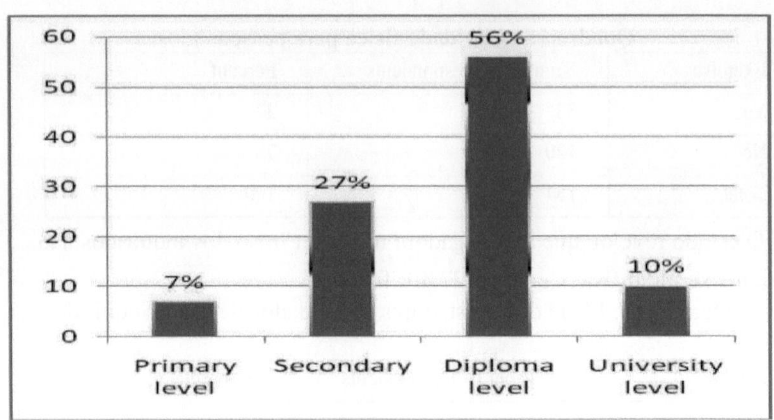

Figura 7: Nível de formação dos prestadores de cuidados de saúde inquiridos

O estudo revelou que 56% dos inquiridos possuíam uma licenciatura, 27% um diploma do ensino secundário, 10% um diploma do ensino superior e 7% um diploma do ensino primário.

Quadro 22: Conhecimento da política nacional de envelhecimento

Response	Number of Respondents	Percent
Yes	27	90
No	3	10
Total	30	100

Uma esmagadora maioria de 90% dos inquiridos conhecia a política nacional em matéria de velhice, ao passo que 10% não a conheciam.

Quadro 23: Fontes de informação sobre a política nacional em matéria de velhice

Source	Number of Respondents	Percent
Mass media-radio, TV,	18	67
Literature-books, magazine	4	15
Health providers	3	11
Workshop and seminars	2	7
Others	-	-
Total	27	100

Uma maioria de 67% dos prestadores de cuidados de saúde recebeu informações sobre a política nacional em matéria de envelhecimento através dos meios de comunicação social, como a rádio, enquanto 15% receberam informações através de livros e revistas e 11% receberam informações eles próprios.

Quadro 24: Prestação de serviços de saúde aos idosos

Response	Number of Respondents	Percent
Yes	28	93
No	2	7
Total	30	100

O estudo revelou que 63% dos prestadores de cuidados de saúde oferecem serviços de saúde

para os idosos e 7% não tinham prestado esses serviços. Tipo de serviços prestados aos idosos pelos prestadores de cuidados de saúde

Category	Number of respondent	Percentage
Treatments of diseases	14	46
Health education	6	20
Counseling and testing	5	17
Convince to come to hospital	2	7
No response	3	10
Total	**30**	**100**

O estudo revelou que 46% dos inquiridos eram responsáveis pelo tratamento de doenças, enquanto 20% estavam envolvidos na educação para a saúde e 11% davam conselhos e efectuavam testes.

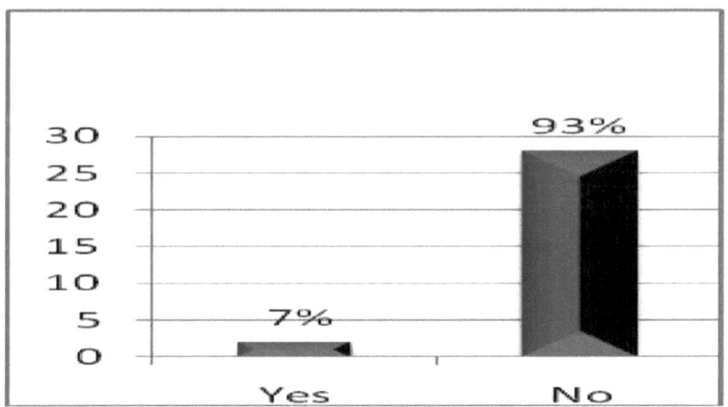

Figura 8: Formação recebida pelos prestadores de cuidados de saúde sobre temas relacionados com os idosos

O estudo revelou que 93% dos inquiridos afirmaram nunca ter participado em acções de formação sobre a assistência aos idosos e que 7% tinham participado em acções de formação.

Quadro 25: Política relativa à prestação de serviços de saúde para os idosos

Response	Very good	Good	Very bad	Bad	Total
Number	2	5	6	17	30
Percent/%	7	17	20	56	100

O quadro mostra que 56% dos prestadores de cuidados de saúde consideram que a política de envelhecimento é má, 20% muito má, 17% boa e 7% muito boa.

Quadro 26: Unidade específica e janela separada para serviços de saúde para idosos

Response	Number of Respondents	Percent
Yes	4	13
No	26	87
Total	30	100

O estudo revelou que 87% dos prestadores de cuidados de saúde afirmaram que não existia uma unidade específica com um horário separado para os idosos receberem a medicação para o seu tratamento, enquanto 13% afirmaram que existia esse horário para os idosos.

Razão da inexistência de uma unidade específica e de uma janela separada para os cuidados de saúde dos idosos

Reasons	Number of Respondents	Percent
Lack of space	8	27
Shortage of Staff	5	16
No political will	6	20
Lack of training	3	10
Shortage of fund	4	13
Time constrain	2	7
No Response	2	7
Total	**30**	**100**

O estudo revelou que 27% dos prestadores de cuidados de saúde inquiridos afirmaram que a inexistência de uma unidade especial ou de uma janela separada para os idosos se devia à falta de espaço e 20% à falta de vontade política. No entanto, 16% dos prestadores de cuidados de saúde consideraram que tal se devia à falta de pessoal, 13% à falta de orçamento e 10% à falta de formação.

Quadro 27: Médico especialista em cuidados a idosos na instituição de saúde

Response	Number of Respondents	Percent
Yes	2	7
No	28	93
Total	30	100

O estudo revela que 93% dos inquiridos afirmam que não existe um médico especificamente responsável pelos cuidados dos idosos, enquanto 7% afirmam que existe um médico especificamente responsável por esses cuidados.

Reasons	Number of Respondents	Percent
Lack of training	3	10
Lack of equipment	2	7
Not given of priority	4	13
Shortage of budget	7	23
No response	2	7
Total	30	100

Razões pelas quais não existe um médico especificamente dedicado aos cuidados dos idosos

O estudo revela que 93% dos inquiridos afirmam que não existe um médico especificamente responsável pelos cuidados dos idosos, enquanto 7% afirmam que existe um médico especificamente responsável por esses cuidados.

Razões pelas quais não existe um médico especificamente dedicado aos cuidados dos idosos

O estudo revelou que 40% dos inquiridos referiram o número insuficiente de pessoal como a razão para não ter um médico especialista disponível para cuidar dos idosos, enquanto 23% disseram que tal se devia à falta de recursos orçamentais. 13% dos prestadores de cuidados de saúde também indicaram que um médico especialista não era uma prioridade no planeamento e 10% referiram a falta de formação dos prestadores de cuidados de saúde na prestação de serviços de saúde aos idosos.

Quadro 28: Opinião dos prestadores de cuidados de saúde sobre se os idosos receberam medicamentos e equipamento médico conforme prescrito

Response	Number of Respondents	Percent
Yes	3	10
No	27	90
Total	30	100

Uma esmagadora maioria de 90% dos prestadores de cuidados de saúde afirmou que os idosos não recebiam medicamentos sujeitos a receita médica, mas 10% dos inquiridos afirmaram que recebiam medicamentos sujeitos a receita médica.

Quadro 29: Formas de obter medicamentos e equipamento médico em falta para os idosos

Response	Number of Respondents	Percent
Bought from the private pharmacy	8	26
Go home without any medication	14	47
Seek aid from any one to assist	5	17
Decided to use traditional medicine	3	10
Total	30	100

47% dos prestadores de cuidados de saúde afirmaram que os idosos foram para casa sem medicamentos, enquanto 26% disseram que os trouxeram da sua farmácia privada, 17% disseram que procuraram ajuda de qualquer pessoa e 10% disseram que optaram pela medicina tradicional.

Quadro 30: Opinião sobre a vulnerabilidade das pessoas idosas às doenças que fazem parte do processo de envelhecimento

Response	Agree	Strong agree	Disagree	Strong disagree	Total
Number of Respondents	9	16	3	2	30
Percent	30	53	10	7	100

De acordo com o estudo, 53% dos prestadores de serviços concordaram fortemente que as pessoas são susceptíveis de ser mais vulneráveis a doenças à medida que envelhecem, enquanto 30% concordaram, 10% discordaram e 7% discordaram fortemente .

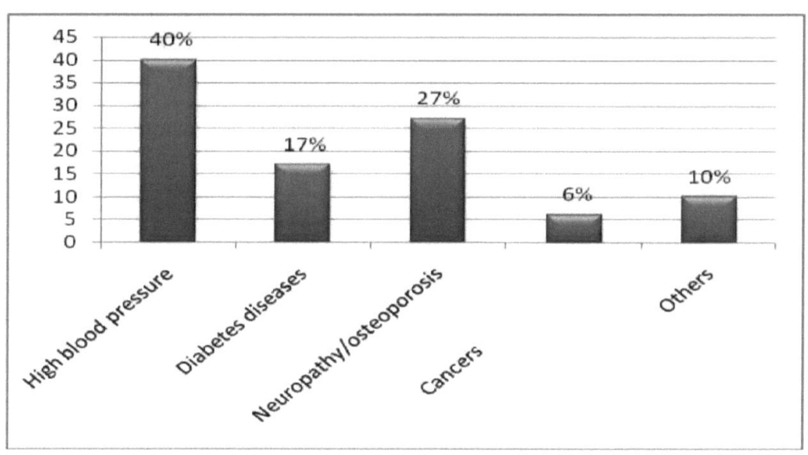

Figura 9: Doenças comuns associadas aos idosos

O quadro mostra que 40% dos prestadores de cuidados de saúde identificaram a hipertensão como uma das principais doenças problemáticas para os idosos, enquanto 27% mencionaram a neuropatia, 17% a diabetes, 6% o cancro e 10% outras doenças.

Quadro 31: Posição sobre o orçamento específico para actividades destinadas aos idosos

Response	Number of Respondents	Percent
Yes	5	17
No	25	83
Total	30	100

O investigador verificou que 83% dos prestadores de cuidados de saúde afirmaram que o plano de trabalho do estabelecimento de saúde não incluía um orçamento para os idosos e 17% afirmaram que existia um orçamento para os idosos.

Um olhar sobre a prestação de serviços de saúde aos idosos sem orçamento

Views	Number of respondent	Percentage
Difficult to manage	16	53
Use the available budget	7	23
Use cost sharing fund	5	17
No response	2	7
Total	**30**	**100**

Verificou-se que 53% dos inquiridos que responderam à questão de saber se não havia orçamento para os cuidados de saúde dos idosos afirmaram que tinham conseguido prestar serviços numa situação difícil, enquanto 23% utilizaram o orçamento disponível e 17% utilizaram co-pagamentos, embora 7% não tenham feito comentários.

Quadro 32: Aceitação da política de envelhecimento na Comunidade

Response	Accepted full	Accepted	Unaccepted full	Unaccepted	Total
Number of Respondents	1	4	7	18	30
Percent %	3	13	23	60	100

O estudo revelou que 60% dos inquiridos consideravam inaceitável a política comunitária em matéria de envelhecimento, enquanto 23% a consideravam totalmente inaceitável, 13% aceitável e 3% totalmente aceitável.

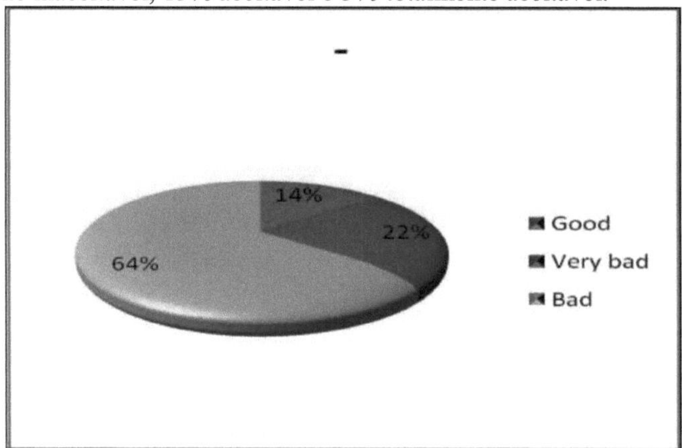

Figura 10: Classificação da qualidade dos serviços prestados aos idosos.

Opiniões sobre a melhoria dos serviços de saúde para os idosos

O estudo revela que 53% dos inquiridos consideram que os serviços de saúde para os idosos são maus, 27% muito maus, 13% bons e 3% muito bons.

Quadro 33: Posição dos prestadores de cuidados de saúde relativamente ao seu envolvimento na planificação, implementação, monitorização e avaliação da prestação de serviços aos idosos a nível distrital

Response	Number of Respondents	Percent
Yes	3	8
No	27	92
Total	30	100

O estudo revelou que 93% dos inquiridos não estavam envolvidos na planificação distrital da saúde para os idosos e 7% afirmaram que estavam.

Key members involved in health planning at district level

Category	Number of Respondent	Percentage
Doctor in charge	4	13
Nurse in charge	3	10
District medical officer	12	38
Department in charge	2	7
Chancellor	1	3
Community leaders	3	10
Social workers	1	3
Accountant	1	3
Pharmacists	1	3
Health management team	2	7
Total	30	100

De acordo com o estudo, 38% dos inquiridos afirmaram que o médico distrital era o responsável pela planificação da saúde a nível distrital, enquanto 13% citaram o médico responsável, 10% o enfermeiro responsável e 7% o responsável pelo departamento e a equipa de gestão da saúde, respetivamente, e 3% o funcionário, o assistente social, o contabilista e o farmacêutico.

Proposta dos prestadores de cuidados de saúde ao governo para melhorar os serviços de saúde para os idosos

Suggestion	Number of Respondents	Percent
Increase Budget to improve services	15	50
Raise community awareness	6	20
Increase hospital Staff	5	17
To assess the eligibility of beneficiaries	4	13
Total	30	100

O estudo revelou que 50% dos inquiridos sugeriram que o governo deveria aumentar o orçamento para melhorar os serviços de saúde para os idosos, enquanto 20% sugeriram aumentar a sensibilização da comunidade, 17% sugeriram aumentar o pessoal e 13% sugeriram verificar a elegibilidade dos beneficiários.

The Opinions on improving health services to elderly people

Suggestions	No. of Respondent	Percentage
Increase budget	14	44
To make laws for health service to elders	7	26
Provision of pensions to elders	6	20
No response	3	10
Total	30	100

O estudo revelou que 7 dos 16 inquiridos tinham habilitações do ensino secundário, enquanto 4 tinham habilitações do ensino superior. Em termos de conhecimento da política existente sobre o envelhecimento, todos os 16 inquiridos estavam bem informados sobre o assunto, com exceção da sua atitude crítica. A esmagadora maioria dos 15 tinha recebido informações através dos meios de comunicação social, como a rádio e as revistas.

No que se refere à aplicação da política de envelhecimento, 12 dos 16 inquiridos afirmaram que era muito fraca e 13 dos 16 afirmaram que existia discriminação na prestação de serviços aos idosos, como atrasos nos tratamentos, indisponibilidade de medicamentos, encargos com os serviços de saúde e falta de prioridade quando adoecem. O responsável pelo desenvolvimento comunitário (CDO) afirmou que os serviços de saúde gratuitos ainda não estavam disponíveis para os idosos.

O inquérito revelou que 44% dos inquiridos propuseram o aumento do orçamento para melhorar os serviços de saúde para os idosos, enquanto 26%

propuseram legislação, 20% propuseram pensões para os idosos e 10% não fizeram qualquer proposta.

4.2 Grupo de discussão

No distrito de Tandale, foi organizado um grupo de discussão para avaliar os cuidados de saúde prestados aos idosos no dispensário de Tandale. Os participantes incluíam líderes comunitários, agentes de desenvolvimento comunitário - CDOs -2, presidentes de seis ruas - 6, líderes comunitários - 1, agentes de mulheres - 2, agentes de saúde ambiental - 2, agentes de segurança - 1 e agentes de alimentação e nutrição - 2, perfazendo um total de 16 pessoas. Estes grupos de pessoas foram incluídos porque têm uma influência direta na tomada de decisões sobre os cuidados de saúde dos idosos. Estão habituados a enviar cartas aos idosos quando estes adoecem e têm desempenhado um papel importante no planeamento dos serviços de saúde.

Durante o debate do grupo de reflexão, foram abordados os seguintes temas: conhecimento da política de envelhecimento, panorâmica dos serviços de saúde para os idosos, posição da política de envelhecimento e propostas apresentadas ao governo para melhorar os serviços de saúde para os idosos. O debate foi registado num caderno durante toda a reunião. O estudo revelou que 9 dos 16 líderes comunitários tinham entre 35 e 44 anos, 6 tinham entre 45 e 54 anos, nenhum tinha entre 55 e 64 anos e 1 tinha 66 anos ou mais. No entanto, 10 dos 16 eram homens e 6 eram mulheres. O responsável pelo desenvolvimento comunitário (CDO) declarou que os serviços gratuitos para os idosos ainda não tinham sido implementados *(Wazee bado hawajaanza kupatiwa matibabu bure).* Todos os 16 inquiridos afirmaram que os serviços de saúde para os idosos eram inadequados ou pareciam não existir.

No debate, 14 dos 16 inquiridos sugeriram o aumento do orçamento, enquanto 12 sugeriram uma maior sensibilização da comunidade. No entanto, 10 dos 16 inquiridos sugeriram que se examinasse a elegibilidade das pessoas idosas para serviços gratuitos e, se possível, que se introduzisse um cartão de identidade para essas pessoas. Além disso, 9 dos 16 inquiridos sugeriram a organização de formação para os prestadores de cuidados de saúde sobre o tratamento das pessoas idosas, enquanto 10 dos 16 inquiridos mencionaram a vontade política e a garantia de prioridade dos serviços de saúde para as pessoas idosas.

4.3 Observação

No decurso do estudo, verificou-se que não existia uma unidade específica para o tratamento de idosos nem uma vitrina separada para a distribuição de medicamentos aos idosos, como exigido pela diretiva. Também não havia um médico com formação específica para o tratamento de idosos. Não existia qualquer atenção especial ou apoio aos idosos por parte de outros serviços. Além disso, o tempo necessário para tratar um idoso era muito curto (apenas 6 a 8 minutos) e não havia médicos para efetuar exames como a tensão arterial, a temperatura, o peso e o exame físico geral.

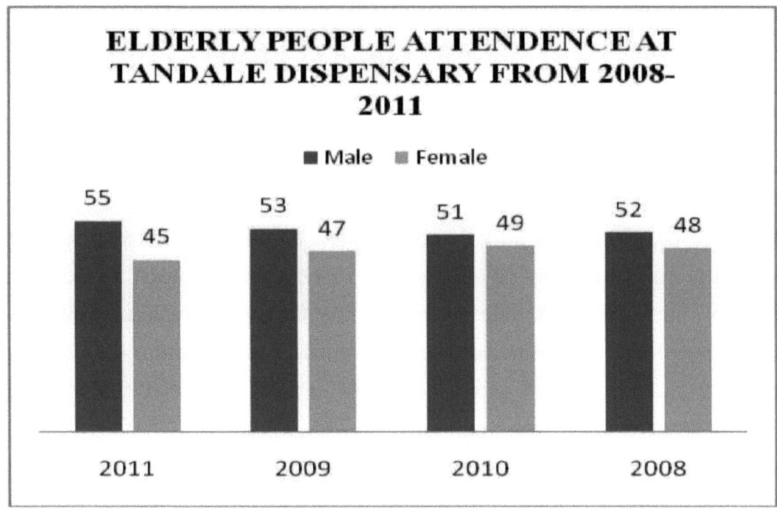

Figura 11: Presença de pessoas idosas na farmácia de Tandale de 2008 a 2011 (fonte:

Farmácia Tandale, 2012)

O gráfico acima mostra que o número de pessoas idosas na Farmácia Tandale aumentou entre 2008 e 2011, sendo o número de homens superior ao de mulheres.

Durante o estudo, verificou-se que 3% de todos os pacientes registados a fazer terapia antirretroviral (TARV) na clínica de Tandale eram idosos e que 15 idosos estavam a tomar medicamentos para a TB no primeiro trimestre de 2012, incluindo 9 homens e 6 mulheres.

CAPÍTULO CINCO

DISCUSSÃO, CONCLUSÃO E RECOMENDAÇÕES

5.1 Discussão

As caraterísticas demográficas dos idosos revelaram que 43% tinham idades compreendidas entre os 65 e os 74 anos e que a maioria, 38%, não tinha escolaridade. Verificou-se que 63% dos prestadores de cuidados de saúde tinham idades compreendidas entre os 40 e os 50 anos. Os resultados revelam que 60% dos prestadores de cuidados de saúde são cristãos e 40% muçulmanos. A fé espiritual tem, portanto, algo a ver com o alívio psicológico da comunidade. Conforta as pessoas e oferece apoio moral para necessidades especiais e ajuda a curar a depressão e o stress.

A esmagadora maioria, 84% dos idosos inquiridos, não trabalha para a administração pública e 96% deles não recebem qualquer pensão. O estudo revela que 48% dos idosos inquiridos vivem com pessoas a cargo com idades compreendidas entre os 5 e os 17 anos. Isto significa que, apesar dos seus baixos rendimentos, os idosos são responsáveis por cuidar de si próprios e dos seus entes queridos. Uma maioria de 88% não tem seguro de saúde. Isto significa que os idosos estão impedidos de aderir aos sistemas privados de segurança social, o que aumenta a sua vulnerabilidade.

Em termos de avaliação da consciencialização, o estudo mostrou que 67% dos idosos não estavam bem informados sobre a política nacional sobre o envelhecimento, enquanto 90% dos prestadores de cuidados de saúde e 100%(16) dos líderes comunitários estavam bem informados. Uma maioria de 93% dos prestadores de serviços inquiridos indicou que nunca tinha recebido formação sobre os cuidados a prestar aos idosos. O estudo revelou que 56% dos inquiridos consideravam que os cuidados de saúde para os idosos eram de má qualidade.

Em termos de adesão, o estudo concluiu que 85% dos inquiridos não receberam serviços médicos gratuitos como esperado. Além disso, 87% dos prestadores de cuidados de saúde referiram que não existia um guichet especial para os idosos onde pudessem obter medicamentos para o seu tratamento. Da mesma forma, 93% disseram que não havia um médico específico para tratar os idosos. O estudo concluiu que 90% dos idosos inquiridos não receberam medicação prescrita por um médico; além disso, 83% afirmaram que o plano de trabalho do estabelecimento de saúde não incluía um orçamento para os serviços de saúde para os idosos.

Nas discussões dos grupos de discussão, 13 dos 16 líderes comunitários disseram que havia discriminação na prestação de serviços aos idosos, incluindo atrasos no acesso aos serviços, indisponibilidade de medicamentos e taxas de serviço. O estudo revelou que 14 dos 16 33

dos líderes comunitários sugeriram o aumento do orçamento, enquanto 12 sugeriram a sensibilização da comunidade para melhorar os serviços de saúde para os idosos.

As observações revelaram que os idosos foram tratados durante apenas 6 a 8 minutos. Isto significa que não há concentração no tratamento dos idosos. O pessoal de enfermagem pode minimizar as queixas dos idosos, dizendo simplesmente que não estão verdadeiramente doentes, mas que sofrem apenas das consequências habituais do processo de envelhecimento.

5.2 Conclusão

Os resultados deste estudo levam à conclusão de que a falta de cuidados de saúde para os idosos se deve a muitos factores, tais como a falta de recursos financeiros, conhecimentos limitados, infra-estruturas deficientes e falta de vontade política em todas as áreas. Ao mesmo tempo que melhora os factores acima mencionados, o governo deve desempenhar um papel importante na melhoria dos cuidados de saúde para os idosos, a fim de promover o seu bem-estar e o desenvolvimento da comunidade como um todo.

5.3 Recomendações

Com base neste estudo, recomendou-se que as pessoas idosas deveriam ter um conhecimento mais abrangente dos serviços de saúde e que deveria ser estabelecida uma cooperação total entre os funcionários distritais e a comunidade.

REFERÊNCIAS

1. Mwanyangala A. (2010) Glob Health Action. *Health status and quality of life of older adults in rural Tanzania: Accra:*
2. ONU: (2001) *World Population Prospects: 2000 Revision.* Nova Iorque:
3. OIT (1997) Ageing in Asia: The growing need for social protection; OIT, Banguecoque
4. Barton G. (2003). "*Historia do desenvolvimento da medicina geriátrica na Grã-Bretanha*". Londres.
5. Petersen PE: (1999) Improving the oral health of older people: the approach of the WHO Global Oral Health Programme.
6. HAI (2000) Questões de envelhecimento em África
7. Viens, F. C. (1997). The varieties of aging; Montreal: Bell & Howell Information Company New York.
8. Plano de Ação Internacional de Madrid (2002*), "On Ageing Guiding Framework and Tool kit for Practitioners & Policy Makers".* ONU.
9. Plano de Ação Internacional de Madrid (2008*), "On Ageing Guiding Framework and Tool kit for Practitioners & Policy Makers".* ONU.

10. ONU (200) (2001) *World Population Prospects: 2000 Revision.* Nova Iorque:

11. Fialova D. et al. (2009) *Medication errors in the elderly*: Influential factors and the future
12. Feachem RGA et al (1992) The health of adults in the developing world. Nova Iorque: Oxford University Press;
13. Peachey K (1999) "Ageism: a fator of nutritional vulnerability for the elderly? *The Journal of Disaster studies, Policy and Management* Vol. 25, No 4 pp 350- 358
14. Ramashala, MF. (Lifestyles, poverty and the elderly in Africa). Durban.
15. Charton Rose D. (2001) *Nutrition of older adults in Africa:* the situation at the beginning of the millennium. 131:245-85.
16. URT; (2003.) Ministère du travail, du développement de la jeunesse et des sports, éditeur. Censo da População e da Habitação. Dar es Salaam: República Unida da Tanzânia.
17. Dr. M. Nhongo (2006) *Age discrimination Africa International Federation on Ageing Conference Copenhagen 30th May 2nd June 2006.*

18. URT: (2002) Recenseamento da População e da Habitação. Dar es Salaam: República Unida

Tanzânia, Serviço Nacional de Estatística

19. URT: Relatório sobre a Pobreza e o Desenvolvimento Humano (2009), *Grupo de Trabalho sobre Investigação e Análise do Trabalho Sistema de monitorização MKUKUTA* Dar es Salaam, República Unida da Tanzânia.
20. Erb Susan e Cordaid (2011) HelpAge International, *A study of older people's livelihoods in Tanzania (Um estudo sobre os meios de subsistência dos idosos na Tanzânia*)
21. URT: (2003). Política Nacional de Envelhecimento. Dar es Salaam: Tanzânia. Governo
22. URT: Constituição da República Unida da Tanzânia - CURT 1977
23. LHRC& ZLSC (2012) Tanzania human right report2011, Dar es salaam, Tanzania
24. Dr. Nhongo (2000) Investigação para a prática e o desenvolvimento em África. In: Jornal de Gerontologia da África do Sul
25. Minichillo V. et al (200) Perception and consequences of ageism: *Ageing and society Vol. 20, p. 253-78*
26. Fitch MT, D. (2007): *Diagnóstico de emergência e tratamento de meningite em adultos*. Taiwan.
27. *J Epidemiol; (2000) Community Health; Morbidity and health care use among the elderly 54:58-63* Botswana
28. Barton G. (2003). "*História do desenvolvimento da medicina geriátrica na Grã-Bretanha*". Londres.
29. HelpAge International. 2001. *Violações dos direitos dos homens e mulheres idosos*
30. Irene A Kida: (2006) *Clinical and socio-behavioural correlates of tooth loss*: a study of older adults in Dar es Salaam, Tanzania.
31. Agusta Njoji et al, (2012). Mwandishi Wetu, (4-5th de junho de 2012) *Matibabu ya Wazee Balaa*, Jornal NIPASHE pg. 4, 12, 13, Dar es Salaam, Tanzânia.
32. HelpAge International. (2009), Questões relacionadas com o envelhecimento em África
33. Locker D, Ford J, Leake (1996) Incidência e factores de risco para a perda de dentes num grupo de canadianos idosos.
34. LHRC& ZLSC (201) Tanzania human right report2011, Dar es salaam, Tanzânia
35. Instituto Nacional de Estatística e Gabinete Presidencial de

Planeamento e Privatização (2004*) Population and House Census 2002 Kinondoni District Profile vol. iv,* Dar es Salaam Tanzânia

APÊNDICES

APÊNDICE IA: QUESTIONÁRIO PARA PESSOAS IDOSAS EM VERSÃO INGLESA

Olá, o meu nome é ....Sou um estudante de MPH na International Medical and

University of Technology (IMTU). É-lhe pedido que forneça voluntariamente informações para um projeto de investigação intitulado "Cuidados de saúde para os idosos no dispensário de Tandale na comunidade de Kinondoni". As informações recebidas serão utilizadas apenas para fins académicos. No entanto, poderão ser publicadas para benefício do público. Os dados serão tratados confidencialmente e o seu nome não aparecerá no relatório. Obrigado pela vossa colaboração.

Nome da aldeia/rua____

Nome da estação____

Número de série do questionário ______________________________

Data______________________

SECÇÃO A; INFORMAÇÕES GERAIS SOBRE OS IDOSOS

A Una umri gani?

i. 60 – 64 [ ]
ii. 65 – 74 [ ]
iii. 75– 84 [ ]
iv. Zaidi ya 84 [ ]

B Jinsia

i. Me [ ]
ii. Ke [ ]

C Hali ya ndoa

i. Sijaoa/olewa [ ]
ii. Nimeoa/olewa [ ]
iii. Nimetengana [ ]
iv. Nimeachika/acha [ ]
v. Mjane /mfiawa [ ]

D. Qual é a tua religião?

i. cristão [ ]
ii. Mulher muçulmana [ ]
iii. Tradicional [ ]
iv. Outros (especificar)

1. Qual é o seu nível de formação?

i. Não [ ]
ii. Concluiu o ensino primário [ ]
iii. Até ao ensino secundário [ ]
iv. Nível do diploma [ ]
v. Até ao nível universitário/do ensino secundário [ ]
vi. Seminários e workshops [ ]
vii. Outros (especificar)

---

2. Qual é a sua profissão atual?

i. Não utilizado [ ]
ii. Na reforma [ ]
iii. agricultor [ ]
iv. Funcionário público [ ]

v. Atividade independente [ ]
vi. Outros (especificar)

3. Trabalhou como funcionário público?
   i. Sim [ ]
   ii. Não [ ]

4. Em caso afirmativo, recebe uma pensão?
   i. Sim [ ]
   ii. Não [ ]

5. Qual é o seu rendimento mensal?
   i. Não [ ]
   ii. Menos Tsh [ ]10,000
   iii. Tsh 11,000 -150,000 [ ]
   iv. Tsh 151 000 - 500 000 [ ]
   v. Acima de Tsh 500.000 [ ]
6. Indicar o número de pessoas que vivem no seu agregado familiar por grupo etário
   i. Abaixo de cinco [ ]
   ii. 5 -17 anos [ ]
   iii. 18 e em [ ]

SECÇÃO B: SENSIBILIZAÇÃO PARA A PRESTAÇÃO DE SERVIÇOS DE SAÚDE A

OS IDOSOS.

7. Já ouviu falar da política nacional sobre o envelhecimento?
   i. Sim [ ]
   ii. Não [ ]
8. Em caso afirmativo, de que fonte obteve informações sobre esta política?
   i. Meios de comunicação social (rádio, revistas, televisão,Internet).
   [ ]
   ii. Literatura (livros, brochuras, folhetos, revistas) [ ]
   iii. Prestadores de cuidados de saúde (médicos/enfermeiros) [ ]
   iv. Família/amigos, vizinhos, pais... [ ]
   v. Workshops e seminários [ ]

vi. Outros (especificar)

9. Quanto tempo é necessário para obter cuidados médicos se adoecer?
   i. Menos de 15 minutos [ ]
   ii. Dentro de 16-20 minutos [ ]
   iii. 21-30 minutos [ ]
   iv. Mais de 30 minutos [ ]
10. Tem um cartão de seguro de saúde emitido pelo governo?
   i. Sim [ ]
   ii. Não [ ]
11. Em caso afirmativo, que tipo de cartão de seguro de doença possui?
   i. Verde [ ]
   ii. Castanho [ ]
   iii. Outros (especificar)

12. É tratado gratuitamente no estabelecimento de saúde em caso de doença, tal como previsto na política nacional em matéria de idade?
   Um encontro?
   i. Sim [ ]
   ii. Não [ ]
13. Recebe todos os medicamentos que o seu médico lhe prescreve quando adoece?
   i. Sim [ ]
   ii. Não [ ]
14. Em caso negativo, onde pode obter medicamentos e outros produtos médicos que não estão disponíveis no estabelecimento de saúde?
   i. Comprar nas farmácias [ ]
   ii. Ir para casa sem medicação [ ]
   iii. Procurar ajuda de alguém para ajudar [ ]
   iv. Decidir ir para casa e utilizar a medicina tradicional [ ]
15. Quanto é que gasta em medicamentos em falta?
   i. Menos Tsh 5,000.00 [ ]
   ii. Mais Tsh [ ]5,000.00
16. Como avalia a qualidade dos serviços prestados aos idosos?

i. Muito bom [ ]
ii. Bom [ ]
iii. Mau [ ]
iv. Muito mau [ ]

17. Está envolvido na tomada de decisões sobre questões socioeconómicas na sua comunidade?
    i. Sim [ ]
    ii. Não [ ]

18. Que contributo dão à sociedade as pessoas idosas como você?
    i. Como tutor [ ]
    ii. Conselheiros [ ]
    iii. Intermediário [ ]
    iv. Mentor [ ]
    v. Alimentador [ ]
    vi. Outros (especificar)

19. Faz exercício físico como parte da sua rotina de saúde?
    i. Sim [ ]
    ii. Não [ ]

Obrigado pela vossa colaboração

APÊNDICE IB: QUESTIONÁRIO PARA OS PRESTADORES DE CUIDADOS DE SAÚDE EM VERSÃO INGLESA

Olá, o meu nome é .... Sou um estudante de MPH na International Medical and

University of Technology (IMTU). É-lhe pedido que forneça voluntariamente informações para um projeto de investigação intitulado "Cuidados de saúde para os idosos no dispensário de Tandale na comunidade de Kinondoni". As informações recebidas serão utilizadas apenas para fins académicos. No entanto, poderão ser publicadas para benefício do público. Os dados serão tratados confidencialmente e o seu nome não aparecerá no relatório. Obrigado pela vossa colaboração.

Nome da aldeia/rua ______________________________

Nome da estação ______________________________

Número de série do questionário ______________________

Data ____________________

SECÇÃO A: INFORMAÇÕES GERAIS SOBRE OS PRESTADORES DE CUIDADOS DE SAÚDE

A. Que idade tens?

i. 21 - 29 [ ]
ii. 31—39 [ ]
iii. 40 - 50 [ ]
iv. 51--59 [ ]

B. Género

i. Masculino [ ]
ii. Mulher [ ]

D. Qual é a tua religião?

i. cristão [ ]
ii. Mulher muçulmana [ ]
iii. Tradicional [ ]
iv. Outros (especificar) ______________________________

1. Qual é o seu nível de educação? Assinale uma opção

i. Conclusão do ensino primário Formação [ ]

ii. Até ao nível secundário Ensino [ ]
iii. Diploma [ ]
iv. Todo o caminho para a universidade [ ]
v. Outros (especificar) ______________________________

SECÇÃO B: SENSIBILIZAÇÃO PARA OS CUIDADOS DE SAÚDE DOS IDOSOS

2. Já ouviu falar da política nacional sobre o envelhecimento?
   i. Sim [ ]
   ii. Não [ ]

3. Em caso afirmativo, de que fonte obteve informações sobre esta política?
   i. Meios de comunicação social (rádio, revistas, televisão,Internet).[ ]
   ii. Literatura (livros, brochuras, folhetos, revistas) [ ]
   iii. Prestadores de cuidados de saúde (médicos/enfermeiros) [ ]
   iv. Família/amigos, vizinhos, pais... [ ]
   v. Workshops e seminários [ ]
   vi. Outros
(especificar)

4. Prestam serviços de saúde a pessoas idosas?
   i. Sim [ ]
   ii. Não [ ]
5. Que tipo de serviços de saúde oferecem aos idosos?
   i. ______________________________
   ii. ______________________________
   iii. ______________________________
   iv. ______________________________
6. Alguma vez tirou um curso sobre cuidados de saúde para idosos?
   i. Sim [ ]
   ii. Não [ ] *(Em caso negativo, passar ao ponto 17)*
7. Em caso afirmativo, que temas abordou durante o curso?
   i. ______________________________
   ii. ______________________________

iii. ____

iv. ____

8. Qual foi a organização que ministrou a formação?
    i. Administração central
    ii. Administração local
    iii. ONG
    iv. Religioso
    v. Outros

(especificar)

9. Qual é a sua opinião sobre a política da terceira idade em matéria de prestação de serviços de saúde?
    i. Bom [ ]
    ii. Muito bom [ ]
    iii. Mau [ ]
    iv. Muito mau [ ]

10. O estabelecimento de saúde dispõe de um serviço e de uma farmácia específicos dedicados aos cuidados médicos dos idosos?
    i. Sim [ ] (Em caso afirmativo,

passar ao ponto n.º). 20)
    ii. Não [ ]

11. Em caso negativo, quais são as razões pelas quais esta unidade não existe para os idosos?
    i.
    ii.
    iii.

12. A instituição de saúde dispõe de um médico/enfermeiro especializado na prestação de cuidados a idosos? i. Sim [ ]
    11. Não [ ]

13. Se não, porque é que não existe um médico específico para os idosos?
    i. ____
    ii. ____

iii. ____
iv. ____

14. Os idosos recebem todos os medicamentos e ajudas médicas prescritos pelo seu médico?

i. Sim [ ] **(Em caso afirmativo, passar ao ponto 24)**

ii. Não [ ]

15. Se a resposta for "não", onde é que eles obtêm os medicamentos e o material médico?

i. Comprar numa farmácia privada [ ]
ii. Ir para casa sem medicação [ ]
iii. Procurar ajuda de alguém para ajudar [ ]
iv. Decidir regressar a casa e praticar medicina tradicionalmedicina [ ]

16. O que achas da afirmação de que as pessoas se tornam mais vulneráveis a doenças que fazem parte do processo de envelhecimento à medida que envelhecem? Faz um círculo à volta da tua resposta.

i. De acordo [ ]
ii. Claramenteconcordar [ ]
iii. Sem acordo [ ]
iv. Muito fortediscordar [ ]

17. Quais são as doenças mais comuns entre os idosos?

i. Hipertensão [ ]
ii. Doenças relacionadas com a diabetes [ ]
iii. Neuropatia/osteoporose [ ]
iv. Doenças cancerígenas [ ]
v. Outros

(especificar)

18. O plano de trabalho da organização de cuidados de saúde inclui um montante/orçamento específico para actividades destinadas aos idosos?

i. Sim [ ]
ii. Não [ ]

19) Se a resposta anterior for "não", como pode prestar serviços de saúde gratuitos aos idosos de forma eficaz e eficiente? Explique-se

i. ____
ii. ____

iii. ______________________________

iv. ______________________________

20) Como avalia a aceitação da política de envelhecimento na sociedade?

i. Aceite na íntegra [ ]

ii. Aceite [ ]

iii. Não totalmente aceite [ ]

iv. Não aceite [ ]

21. está envolvido no planeamento, implementação, monitorização e avaliação dos serviços de saúde para os idosos a nível distrital?

i. Sim [ ]

ii. Não [ ]

22 Quem são os planeadores, os executores, os supervisores e os avaliadores dos serviços de saúde para os idosos a nível municipal?

i. ______________________________

ii. ______________________________

iii. ______________________________

23 O que é necessário fazer a diferentes níveis para melhorar a prestação de serviços de saúde aos idosos?

i. Nível nacional

ii. Nível regional

iii. Nível distrital

iv. Nível de bairro/rua

24) Na sua opinião, qual é o papel e a influência dos factores socioeconómicos no conhecimento da acessibilidade dos serviços de saúde para os idosos?

i. ______________________________

ii. ______________________________

iii. ______________________________

iv. ______________________________

Obrigado pela vossa colaboração

APPENDIX II A: QUESTIONNAIRE FOR ELDERS IN SWAHILI VERSION

DODOSO LA MAHOJIANO KWA WAZEE

Habari, jina langu ni.............................. Mwanafunzi wa shahada uzamili ya afya katika chuo cha International Medical and Technological University (IMTU). Unaombwa kushiriki kwa hiyari kutoa maelezo yatakkayosaidia katika utafiti wa matibabu ya wazee katika Zahanati ya Tandale, Manispaa ya Kinondoni. Mahojiano haya ni sehemu ya utafiti huu na yatatupatia picha kamili ya matibabu ya wazee. Maelezo yote utakayotoa yatatunzwa kwa siri kubwa na jina lako halitatumika mahali popote tatika utafiti huu.

Jina la kijiji/mtaa____

Jina la kata____

Namba ya dodoso____

Tarehe___________________

SEHEMU A: TAARIFA BINAFSI ZZA WAZEE

A Una umri gani?

i. 60 – 64 [ ]
ii. 65 – 74 [ ]
iii. 75– 84 [ ]
iv. Zaidi ya 84 [ ]

B Jinsia

i. Me [ ]
ii. Ke [ ]

C Hali ya ndoa

i. Sijaoa/olewa [ ]
ii. Nimeoa/olewa [ ]
iii. Nimetengana [ ]
iv. Nimeachika/acha [ ]
v. Mjane /mfiawa [ ]
[ ]

D. Dini yako

i. Mkiristo [ ]
ii. Muislam [ ]

iii. Kimila [ ]

iv. Nyinginezo____

1. Je unakiwango gani cha elimu umefikia ?

i. Sijasoma [ ]

ii. Elimu ya msingi [ ]

iii. Elimu ya sekondari [ ]

iv. Stashahada [ ]

v. Elimu ya chuo kikuu [ ]

vi. Nyinginezo (eleza) ____

2. Je unafanya kazi gani kwa sasa ?

i. Sina kazi [ ]

ii. Nimestaafu [ ]

iii. Mkulima [ ]

iv. Mtumishi wa umma [ ]

v. Mfanya biashara [ ]

vi. Nyinginezo (eleza) ________________________________

3. Je uliwahi kufanya kazi kama mtumishi wa umma ?

i. Ndiyo [ ]

ii. Hapana [ ]

4. Kama jibu ni ndiyo je unapata pensheni ?

i. Ndiyo [ ]

ii. Hapana [ ]

5. Taja idadi ya watu unaoishi nao nyumbani kwako kwa kuzingatia umri wao (andika idadi)

i. Chini ya miaka mitano [ ]

ii. Miaka 5 -17 [ ]

iii. Miaka 18 na kuendelea` [ ]

SEHEMU B: UELEWA KUHUSU HUDUMA ZA AFYA KWA WAZEE

6. Je umepata kusikia juu ya sera ya taifa ya afya ya wazee?

i. Ndiyo [ ]

ii. Hapana [ ]

7. Kama jibu ni ndiyo ni njia gani ya mawasiliano uliyotumia kupata taarifa kuhusu Sera ya taifa ya afya ya wazee ?

i. Vyombo vya habari (radio, magazeti, runinga…) [ ]

ii. Machapisho (vitabu, vipeperushi, majarida....) [ ]
iii. Watoahuduma wa afya [ ]
iv. Familia na marafiki [ ]
v. Nyinginezo (zitaje)____

8. Kwa kawaida unatumia muda gani kupata matibabu unapokuwa mgonjwa?

i. Chini ya dakika 15 [ ]
ii. Dakika 16 -20 [ ]
iii. Dakika 21-30 [ ]
iv. Dakika 30 na zaidi [ ]

9. Je una kadi yoyote ya bima ya afya iliyotolewa na serikali?

i. Ndiyo [ ]
ii. Hapana [ ]

10. Kama jibu ni ndiyo je una kadi ya aina gani

i. Kijani [ ]
ii. Kahawia [ ]

11. Je unapata huduma ya matibabu bure pindi unapougua kama ilivyo ainishwa kwenye sera ya wazee?

i. Ndiyo [ ]
ii. Hapana [ ]

12. Kila mara unapata dawa unazoandikiwa na daktari unapokuwa mgonjwa?

i. Ndiyo [ ] (Nenda no.24)
ii. Hapana [ ]

13.Kama jibu ni hapana je unapata wapi hizo dawa

i. Maduka binafsi ya dawa [ ]
ii. Narudi nyumbani bila tiba [ ]
iii. Naomba msaada kwa mhisani yeyote [ ]
iv. Natumia tiba mbadala [ ]

14. Unaweza kusema unatumia kiasi gani cha fedha kununua dawa zinazokosekana

i. Chini ya Tsh 5000 [ ]
ii. Zaidi ya Tsh5000 [ ]

15. Unaweza kusemaje kuhusu ubora wa huduma za afya zitolewazo kwa wazee

i. Nzuri sana [ ]
ii. Nzuri [ ]
iii. Mbaya [ ]
iv. Mbaya sana [ ]

16. Je ulishawahi kuhusishwa katika maamuzi kuhusiana na shughuli za kijamii na kiuchumi katika jamii unayoishi?

i. Ndiyo [ ]
ii. Hapana [ ]

17. Ukiwa kama mzee nini mchango wako katika jamii inayokuzunguka?

i. Mlezi [ ]
ii. Mshauri [ ]
iii. Msuluhishi [ ]
iv. Msimamizi [ ]
v. Mjasiriamali [ ]

18. Mazoezi ya mwili ni sehemu ya afya je wewe unafanya mazoezi ya viungo?

i. Ndiyo [ ]
ii. Hapana [ ]

ASANTE SANA KWA USHIRIKIANO WAKO

APPENDIX II B: QUESTIONNAIRE FOR HEALTH PROVIDERS IN SWAHILI VERSION

DODOSO LA MAHOJIANO KWA WATOA HUDUMU YA AFYA KWA WAZEE

Habari, jina langu ni................. Mwanafunzi wa shahada uzamili ya afya katika chuo cha International Medical and Technological University (IMTU). Unaombwa kushiriki kwa hiyari kutoa maelezo yatakayosaidia katika utafiti wa matibabu ya wazee katika Zahanati ya Tandale, Manispaa ya Kinondoni. Mahojiano/maelezo haya ni sehemu ya utafiti huu na yatatupatia picha kamili ya matibabu ya wazee. Maelezo yote utakayotoa yatatunzwa kwa siri kubwa na jina lako halitatumika mahali popote tatika utafiti huu.

Jina la kijiji/mtaa____

Jina la kata____

Namba ya dodoso____

Tarehe____________________

SEHEMU A: TAARIFA BINAFSI ZA WATOA HUDUMU YA AFYA KWA WAZEE

A. Una umri gani ?

- i. 21 – 29 [ ]
- ii. 31—39 [ ]
- iii. 40 – 50 [ ]
- iv. 51--59 [ ]

B. Jinsi

- i. Me [ ]
- ii. Ke [ ]

D Dini yako

- v. Mkristo [ ]
- vi. Muislam [ ]
- vii. Kimila [ ]
- viii. Nyinginezo____

1. Una kiwango gani cha elimu?
   i. Elimu ya msingi [ ]
   ii. Elimu ya sekondari [ ]
   iii. Stashahada [ ]
   iv. Elimu ya chuo kikuu [ ]
   v. Nyinginezo (eleza) ____________________

SEHEMU B: UELEWA NA UTENDAJI WA WATOA HUDUMA KWAWAZEE

SEHEMU B: UELEWA NA UTENDAJI WA WATOA HUDUMA KWAWAZEE

2. Ulishawahi kusikia kuhusu sera ya taifa ya Afya ya wazee?
   i. Ndiyo [ ]
   ii. Hapana [ ]
3. Kama jibu ni ndiyo ni kutoka chanzo kipi ?
   i. Vyombo vya habari (radio, magazeti, runinga nk.) [ ]
   ii. Machapisho (vitabu, vipeperushu, majarida) [ ]
   iii. Watoa huduma wa afya [ ]
   iv. Familia/marafiki [ ]
   v. Washa/semina [ ]
   vi. Nyinginezo (zitaje)____________________
4. Je unatoa huduma ya afya kwa wazee?
   i. Ndiyo [ ]
   ii. Hapana [ ]
5. Kama jibu ni ndio ni huduma zipi unazitoa kwa wazee?
   i. ____________________
   ii. ____________________
   iii.
   iv. ____________________
6. Katika kufanya kazi kwako umewahi hudhuria kozi yoyote ya kuhudumia wazee?
   i. Ndiyo [ ]
   ii. Hapana [ ]

7. Kama jibu ni ndiyo ni mada zipi ulijifunza katika kozi hiyo?
   i. ____________________

14. Je wazee wanapata dawa wanazoandikiwa na watoa huduma ya afya kulingana na matatizo yao ya kiafya?

i. Ndiyo [ ](nenda no. 24)

ii. Hapana [ ]

15. Kama jibu la namba 22 ni hapana je, wanazipata wapi hizo dawa?

i. Hununua katika maduka binafsi ya dawa [ ]

ii. Huamua kurudi nyumbani bila dawa [ ]

iii. Hutafuta ndugu na marafiki [ ]

iv. Hurudi nyumbani na kutumia dawa mbadala [ ]

16. Je unakubali kuwa wazee hukumbwa na magonjwa yanayohusiana na umri mkubwa? Chagua moja

i. Nakubali sana [ ]

ii. Nakubali [ ]

iii. Sikubali sana [ ]

iv. Sikubali [ ]

17. Ni magonjwa yapi ya usubi yanayowasumbua wazee?

i. Magonjwa ya shinikizo la damu [ ]

ii. Kisukari [ ]

iii. Misuli na mifupa [ ]

iv. Saratani [ ]

v. Mengine(taja) [ ]

18. Je katika mpango wa huduma za afya kuna bajeti maalum kwa ajili ya wazee?

i. Ndiyo [ ]

ii. Hapana [ ]

19. Kama jibu ni hapana je unamudu vipi kutoa huduma ya afya kwa wazee chini

ya mfumo wa msamaha? eleza

i.

ii.

iii.

20. Je jamii kwa ujumla inaipokeaje sera afya ya wazee

i. Inakubalika sana [ ]
ii. Inakubalika [ ]
iii. Haikubaliki [ ]
iv. Haikubaliki kabisa [ ]

21. Wewe binafsi ulishawahi kushirika katika mpango kazi wa matibabu ya wazee katika wilaya yako?

i. Ndiyo [ ]
ii. Hapana [ ]

22. Ni wajumbe wapi wanaotakiwa kushiriki katika mpango kazi wa Afya kwa matibabu ya wazee katika ngazi ya wilaya.

i. ______________________________
ii. ______________________________
iii. ______________________________
iv. ______________________________

23. Kwa maoni yako kifanyike kitu gani katika ngazi mbalimbali kuboresha utoaji wa huduma ya afya kwa wazee?

i. Ngazi ya kitaifa______________________________
ii. Ngazi ya mkoa______________________________
iii. Ngazi ya wilaya______________________________
iv. Ngaz ya kijiji______________________________

24. Kwa maoni yako nini wajibu wa nyanja za jamii na kiuchumi katika kuwezesha wazee kupata huduma bora ya afya?

i. ______________________________
ii. ______________________________
iii.

iv. ______________________________

ASANTE SANA KWA USHIRIKIANO WAKO

APPENDIX III B: FOCUS GROUP DISCUSSION (FGD) FOR COMMUNITY LEADERS IN SWAHILI VERSION

Jina la kijiji/mtaa____

Jina la kata____

Namba ya dodoso____

Idadi ya kikundi____________

Tarehe___________________

SEHEMU A: TAARIFA BINAFSI ZA VIONGOZI

1. Umri

i. 20_34 [ ]
ii. 35_44 [ ]
iii. 45_54 [ ]
iv. 55_64 [ ]
v. 65+ [ ]

2. Jinsia

i. ME [ ]
ii. Ke [ ]

3. Kiwango cha elimu

i. Sijasoma [ ]
ii. Elimu ya msingi [ ]
iii. Elimu ya sekondari [ ]
iv. Stashahada [ ]
v. Elimu ya chuo kikuu [ ]
vi. Nyingine (taja) ____________________________

SEHEMU B: UELEWA KUHUSU HUDUMA ZA AFYA KWA WAZEE

4. Je mmepata kusikia juu ya sera ya taifa ya afya ya wazee

i. Ndiyo [ ]
ii. Hapana [ ]

5. Kama jibu ni ndiyo ni njia gani ya mawasiliano mliyotumia kupata taarifa taarifa hizo ?

i. Vyombo vya habari (radio, magazeti, runinga...) [ ]
ii. Machapisho (vitabu, vipeperushi, majarida....) [ ]
iii. Watoahuduma wa afya [ ]
iv. Familia na marafiki [ ]
v. Nyinginezo (zitaje)____________________________________

6. Je jamii kwa ujumla inaipokeaje sera ya afya ya wazee

i. Inakubalika sana [ ]

ii. Inakubalika [ ]

iii. Haikubaliki [ ]
iv. Haikubaliki kabisa [ ]

7. Je kuna ubaguzi au unyanyapaa katika huduma za afya zitolewazo kwa wazee?

i. Ndiyo [ ]
ii. Hapana [ ]

8. Kama jibu ni ndiyo ni kwa namna gani wanabaguliwa na kunyanyapaliwa?

i. ____
ii. ____
iii. ____
iv. ____

9. Kwa maoni yenu nini nini kifanyike kuwezesha wazee kupata huduma bora ya afya?

i. ____
ii. ____
iii. ____
iv.

ASANTE SANA KWA USHIRIKIANO WAKO

APÊNDICE III A: DISCUSSÃO DE GRUPOS DE DISCUSSÃO PARA LÍDERES COMUNITÁRIOS LÍDERES COMUNITÁRIOS

Localidade/nome da rua ______________________________

Nome da estação______________________________________

Numeração de grupos _______

Data_____________________

SECÇÃO A; INFORMAÇÕES GERAIS

i. Idade dos inquiridos
   - ii. 20_34 [ ]
   - iii. 35_44 [ ]
   - iv. 45_54 [ ]
   - v. 55_64 [ ]
   - vi. 65+ [ ]

2. Género
   - i. Masculino [ ]
   - ii. Mulher [ ]

3. Qual é o seu nível de educação?
   - i. Não [ ]
   - ii. Concluiu o ensino primário [ ]
   - iii. Até idade de Ensino secundário [ ]
   - iv. Até Nível universitário/graduação [ ]
   - v. Outros (especificar) ______________________________

SECÇÃO B: CONHECIMENTO DOS SERVIÇOS DE SAÚDE PARA OS IDOSOS

4. Já ouviu falar da política nacional sobre o envelhecimento?
   - i. Sim [ ]
   - ii. Não [ ]
5. Em caso afirmativo, de que fonte obteve informações sobre esta

política?

i. Meios de comunicação social (rádio, revistas, televisão, Internet, etc.) [ ]

ii. Literatura (livros, brochuras, folhetos, revistas) [ ]

iii. Prestadores de cuidados de saúde (médicos/enfermeiros) [ ]

iv. Família/amigos, vizinhos, pais... [ ]

v. Workshops e seminários [ ]

vi. Outros (especificar) ______________________________

6. Qual é a sua perceção da aplicação da política de envelhecimento nos serviços de saúde?

i. Muito bom [ ]

ii. Bom [ ]

iii. Muito mau [ ]

iv. Mau [ ]

7. Existe discriminação contra os idosos nos serviços de saúde?

i. Sim [ ]

ii. Não [ ]

8. Se é este o caso como é que eles discriminaram?

i. ______________________________

ii. ______________________________

iii. ______________________________

iv. ______________________________

9. Qual é a sua opinião sobre a melhoria dos serviços de saúde para os idosos?

i. ______________________________

ii. ______________________________

iii. ______________________________

iv.

Obrigado pela vossa colaboração

INTERNATIONAL
MEDICAL AND TECHNOLOGICAL
UNIVERSITY

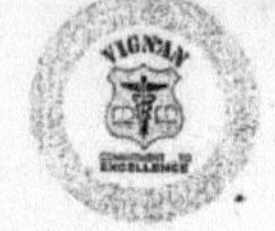

Email: joasrugemalila@gmail.com
Website: www.imtu.ac.tz
Tel: +255-22-2647035/36/37/353
Fax: 255-22-2647038

Bagamoyo Road
Mbezi Beach Area
P.O. Box 77594
Dar es Salaam,
Tanzania

Our Ref: IMTU/MPH/ VOL II/ F88

Date: 18 May 2012

Mkurugenzi Mtendaji
Wilaya ya Kinondoni
SLP
Dar es Salaam

YAH: RUHUSA YA KUFANYA UTAFITI

Napenda kumtambulisha kwako Mrs Rose Temu (Reg. No 2011MPH24) ambaye ni mwanafunzi wa Shahada ya Uzamili, Afya ya Jamii (MPH) katika Chuo hiki.

Mtajwa anatarajia kufanya utafiti huu katika Wilaya iliyotajwa kuanzia mwezi June 2012. Utafiti huu unahusu "Knowledge, Attitudes and Practices of Providers of Health services for the Elderly at Tandale Dispensary, Kinondoni, Dar es salaam",

ikiwa ni sehemu muhimu katika kukamilisha mafunzo yake ya shahada ya uzamili.

Aidha matokeo ya utafiti huo yatasaidia mamlaka husika na wadau mbalimbali nchini katika kuboresha mipango ya huduma za afya kwa wazee. Utafiti huu umepitiwa na Kamati ya Chuo ya Utafiti na kupewa kibali cha kuzingatia maadili.

Chuo kinatoa shukrani zake za dhati kwa ushirikiano wako kwa lengo la kuboresha huduma za afya kwa jamii.

Ahsante,

JBRugemalila

Prof Joas B Rugemalila
Kny Makamu Mkuu wa Chuo

Nakala kwa:
1. Makamu Mkuu wa Chuo, IMTU
2. Mwanafunzi
3. Katibu Tawala (M)
   Mkoa wa Dar es Salaam
4. Mganga Mkuu (M)
   Mkoa wa Dar es Salaam
5. Mganga Mkuu wa (W)
   Mkoa wa Dar es Salaam

All correspondence should be addressed to the Vice chancellor

MEDICAL AND TECHNOLOGICAL
U N I V E R S I T Y

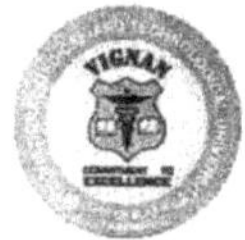

Email: joasrugemalila@gmail.com
Website: www.imtu.ac.tz
Tel: +255-22-2647035/36/37/353
Fax: 255-22-2647038

Bagamoyo Road
Mbezi Beach Area
P.O. Box 77594
Dar es Salaam,
Tanzania

Date: 18 May 2012

Our ref: IMTU/2011 MPH 24/VOLII/F61

District Medical Officer/Municipal
Municipal Medical Officer of Health
Kinondoni- Dar es Salaam

RE: INTRODUCTION OF MRS ROSE TEMU

This is to certify that the above person is a bona fide student of this University, pursuing a Master of Public Health (MPH) this Academic Year 2011/12. The student has to undertake research on the subject "Knowledge, Attitudes and Practices of Providers of Health services for the Elderly at Tandale Dispensary, Kinondoni, Dar es salaam"

The research is part of the requirements for the award of the MPH. The research protocol has been reviewed and approved for compliance to health research ethics by the IMTU Research Ethics Committee. The student bears the responsibility of meeting the costs for the research.

You are requested to assist the student to carry out the field work of this health facility based study. The assistance may include introduction to community leaders, relevant health facilities and schools, thus facilitating enrolment of the research subjects or participants.

Yours truly,

Prof Joas B Rugemalila
Head, Department of Community Medicine

CC:

1. VC, DVC Academic Affairs, Dean Faculty of Medicine,
2. Student/Investigator

All correspondence should be addressed to the Vice chancellor

KINONDONI MUNICIPAL COUNCIL

ALL CORRESPONDENCES SHOULD BE DIRECTED TO THE MUNICIPAL DIRECTOR

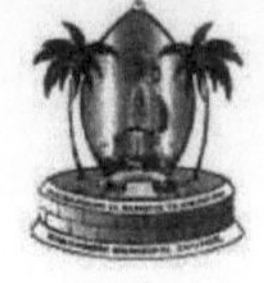

Tel: 2171022

In reply please quote:

Ref. No. FD/K4/

MUNICIPAL MEDICAL OFFICER OF HEALTH,
KINONDONI MUNICIPAL COUNCIL
P.O. BOX 61665,
DAR ES SALAAM

Date: 31st May 2012

Facility incharge
Tandale Dispensary
KINONDONI MUNICIPAL.

RE: RESEARCH PERMIT

Mrs. Rose Temu

The above mentioned is an MPH student at **IMTU.** As a partial requirement for fulfillment of studies she is required to conduct research on any area of public health importance. MMOH office has granted her a permit to conduct her study titled "**Knowledge, Attitudes and practices of providers of health services for the elderly at Tandale Dispensary, Kinondoni Dar es Salaam**" at your facility starting from **31st May 2012 to 15th July 2012.**

Kindly provide her with required assistance

Best wishes,

Aleswa Zebedayo
Research and HMIS Coordinator.
KINONDONI MUNICIPAL COUNCIL

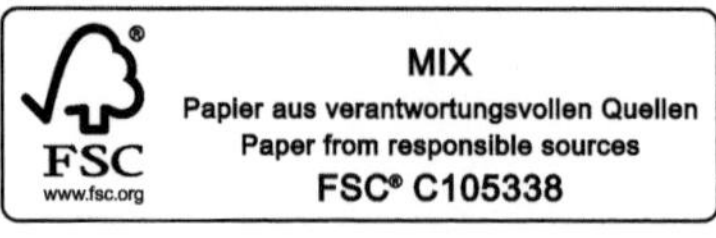

Printed by Books on Demand GmbH, Norderstedt / Germany